3つの観点で考える
「生活を支える看護」23のポイント

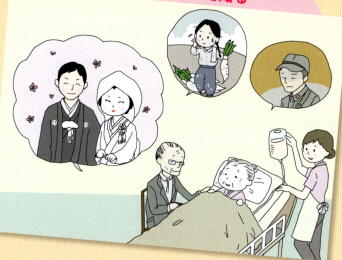

「本人」について知る

生活を支えるナースのスキル

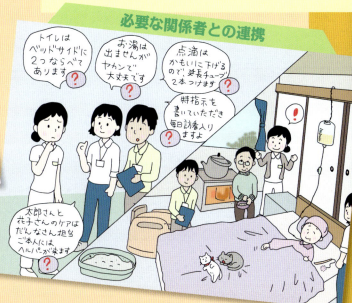

必要な関係者との連携

監修：生活を支える看護師の会

地域包括ケアが展開されていく中、「生活を支える看護」という視点が重要視されるようになってきました。

そこで本書では、「生活を支える看護」とは何かを、訪問看護師・高齢者ケア施設のナースたちの報告をもとに考えます。まず、最も重視しておきたい「生活を支える看護」の23のポイントを

① 「本人」について知る
② 生活を支えるナースのスキル
③ 必要な関係者との連携

という3つの観点で整理しました。

訪問看護認定看護師の二本柳舞さんの臨場感あるイラストと共に簡単に解説しています。より詳しい解説への導入部としてご覧ください。

ポイント1：「本人」について知る①

病気になる前の"その人"の生きてきた日々を知ることが大切

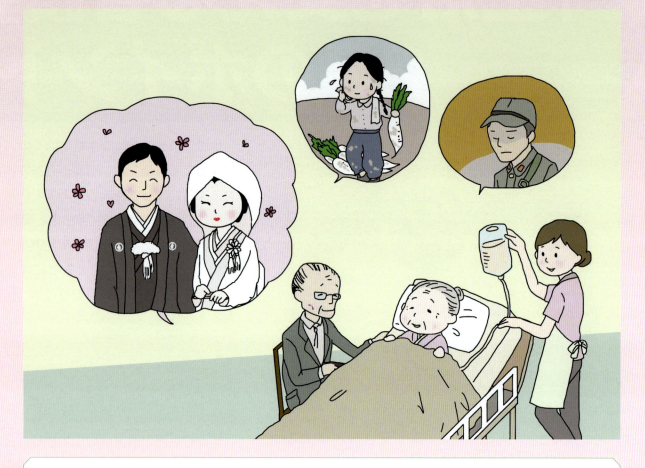

🍎 目の前の患者が元気なときは……

　あなたの目の前にいる入院患者、あるいは在宅療養をする訪問看護の利用者、そして認知症が進みつつある特別養護老人ホームの入居者……。それぞれ元気だった頃と、病気や障害を持っている今は違っているはずです。

　「生活を支える看護」で最も大切なのは、この病気になる前、障害を持つ前の"その人"が、どういう人生を送ってきたのかを知ることではないでしょうか？　それがわかっていなければ、今、その人が「何をしてほしいのか」「どのようにして生きていきたいのか」を理解することは難しいのではないかと考えます。

🍎 その人の「生活」に興味を持つために

　看護職はこれからますます介護職との連携が大切になってきます。この介護職の業界では、高齢者の「これからの人生を支える」ために、その人の人生歴を、本人や家族から聞き出して"ものがたり化"する試みをしているところが多くあります。病気になる前の人生を知ることは「その人の"生活"に興味を持てる早道」となり、これからのケアに大いに生かすことができます。

　"医療"の場である病院のナースは、そのような"聞き出す時間"を持つことはなかなか難しいことかもしれません。しかし、ほんの短時間でも、患者に声をかけて、例えば「お仕事は何をなさっていたのですか？」と聞くだけでも、その後が変わってくるはずです。

　患者・利用者のことを知るための一声が「生活を支える看護」の第一歩となるのです。

ポイント2：「本人」について知る②

"その人"の尊厳につながる「生活」の中での本人の"選択"

[口絵] 3つの観点で考える▼「生活を支える看護」23のポイント：「本人」について知る

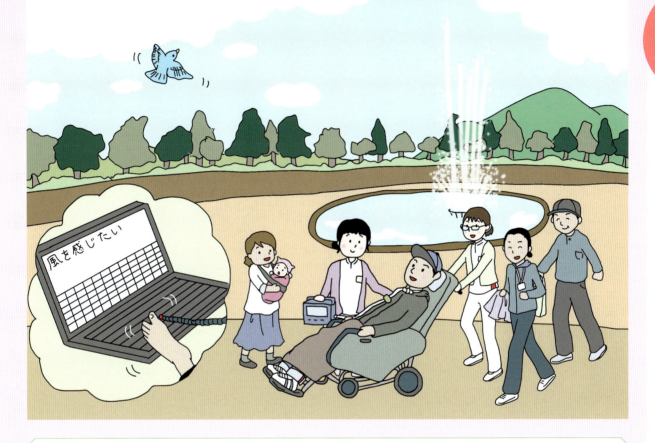

🍎 最も大切にしたい本人の"選択"

　人は生活をする中であらゆる選択をしながら、自分の人生を生き、生活の中でどのようなことも"選択"をしています。その選択ができるからこそ、「生活」があります。もし、選択ができないとしたらどうなるでしょうか？　自分のしたいことが「できない」、それは最大の苦しみです。

　「生活」の中で"選択"できること、自分自身がどう生きて、どう死んでいくのかを、自分で選択し、決めることができてこそ、"その人"の尊厳があります。その尊厳は「生活」の中でこそ輝くのです。上のイラストはALS利用者の希望で散歩に出たときのこと。満面の笑顔でした。

　すべてのナースは、患者・利用者本人が"選択"しやすいように支えることが大切です。決して"看護"の考え方を押しつけてはいけません。これは、特に「生活」の場で看護を提供するナースは、常に意識しておきたいことです。

🍎 選択しやすいように「生活行動」を援助する

　そして、本人が"選択"しやすいように、ナースはその生活行動を援助しなければなりません。呼吸・飲食・排泄を助け、本人が意思を伝達し、自分の欲求や気持ちを表現するのを助けます。選択のために、本人が学習するのを助けるのもナースの重要な役割でしょう。

　さらに、生活行動を支えるためには、看護職のみならず、さまざまな職種すべてが、それぞれの本質的な専門性を学び、深める必要があります。排泄や食支援、認知症の人のケアなどにおいては、特にそうではないでしょうか。

ポイント3：「本人」について知る ③
"誕生日"は患者・利用者を活き活きとさせるヒントに満ちている

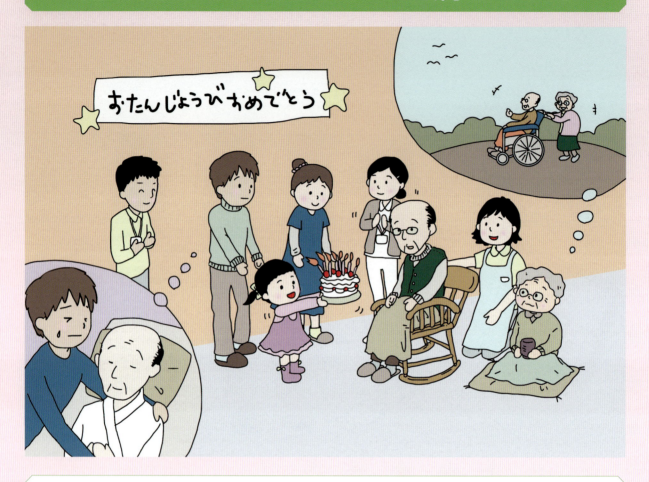

🍎 "その人"が特別な気持ちになる日

"その人"の想いを聞き出す絶好のチャンスが"誕生日"です。病院の中ではそれぞれの患者の誕生日を派手に祝うことはかなりしにくいと思われますが、自宅や特別養護老人ホームなどの施設ではそれが可能です。

誕生日が来る前から「もうすぐ、お誕生日ですね。何が食べたいですか？」から始まり、「お誕生日当日には何をしたい？」「行きたいところある？」と聞いていきます。そして、誕生日の当日、なるべく多くの人で本人を祝ってあげれば、きっと話もはずむはずです。

誕生日だけでなく、記念になる日にお祝いができるのは、まさに"生活の場"だからこそ！ 笑顔いっぱいのその日、流れの中で「どこで死にたい？」と尋ねれば、看取りへの準備もできることでしょう。

🍎 お祝いの中でもしっかり"看護の目"を

誕生日に話をしているとき、まずナースである前に"人"として話をしているのですが、例えば、病気や障がいで、痛み、苦しむ患者・利用者に対して、「癒す医療」「支える医療」の存在を伝えることができるのは、やはりナースです。

本人や家族も、めでたい席で、ナースと気分よく話をすることで、安心して生きていける気持ちになり、それは「活き活きと生きる」ことにつながります。

誕生日や記念日など、特別な日を祝う中で、その人のこれからを支えることが「生活を支える看護師」の大きな役割といえるでしょう。

ポイント4:「本人」について知る④

高齢者の「医療を拒否する権利」を守る

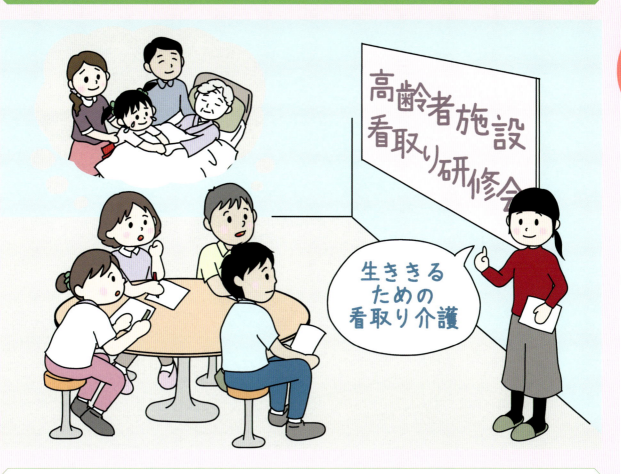

🍊「何かあったらどうするんだ病」のナース

「看取り介護」の同意を交わし、人生の最終章を介護施設で生ききることを希望する高齢者が増えています。

一方、治療しても治らない「老い」を受け止め、いのちの時間を大切に暮らすために「看取り介護家族勉強会」などを開催して家族と学びを重ねる介護施設もあります。

なぜなら、高齢者施設では「医療を求める」か「施設での看取りを求めるか」の選択に家族の意思が必要だからです。

介護保険は本人・家族を含めた多職種が連携して「看取り介護」に同意し、計画を立て、PDCAサイクルに則ってケアを進めていくことを求めています。家族を軸にして看取っていくのです。

このように多職種連携で行う看取り介護ですが、「何かあったらどうするの？ 責任取れないから」という施設のナースの意見で入院させられる場面が多いのです。本人・家族の希望のもと、多職種で決めている人生計画です。責任は"みんな"にあります。ナースは勘違いしてはいけません。

🍊老衰者の「生ききって死ぬ権利」

ある施設で、介護職に「何歳になっても医療を受ける権利がある」と98歳で要介護5の入居者の看取りを反対されたことがあります。確かに本人が入院加療を望んでいるのであれば、それは権利かもしれません。しかし、もう治らない人には「医療を拒否する権利」もあることを、ナースだからこそ伝えたい。介護施設で行われる「生ききるための看取り介護」は素晴らしいものです。

[口絵] 3つの観点で考える▼「生活を支える看護」23のポイント∴「本人」について知る

005

ポイント5:「本人」について知る ⑤

特別養護老人ホームの利用者は「人生の最終章」を過ごしている

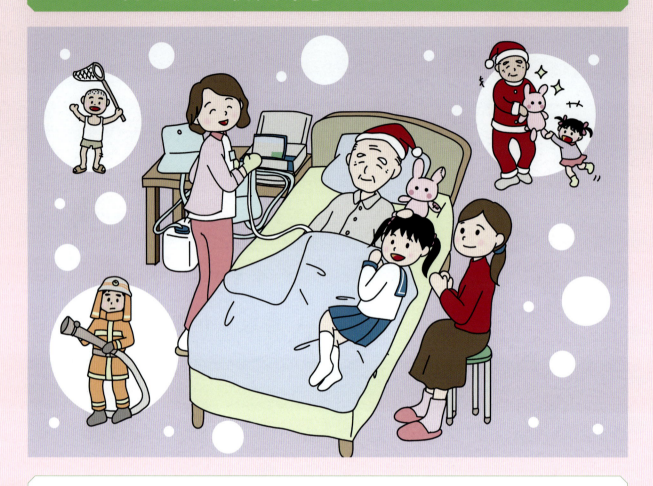

🍎「人生の最終章」の意味を常に考えて

　特別養護老人ホーム（特養）の利用者で「ここにしよう」と自分で決めて入居する人は極まれです。誰だって住み慣れた（顔なじみのお隣さんも含め）わが家がよいのです。しかし、身体介護が必要となって1人暮らしが困難になり、家族がいても介護に疲弊して、止むを得ず入居に至るケースがほとんどです。そして、特養は"その人"が「人生の最終章」を過ごす"終の棲家"となるのです。

　そこをしっかり考えて、"その人"が感情を腹の中に溜めず、笑ったり、怒ったり、泣いたりしながら暮らすことを支えるのが、高齢者ケア施設のスタッフ、そしてナースの使命です。

🍎ナースである前に1人の"人"として向き合う

　高齢者には、世間の人が思う以上に「適応力」があり、「あきらめること」も知っています。そして、「思いやり」があります。そういう高齢者の"その人"らしい表現を受け止める器が私たちには必要です。

　そのためには、ナースである前に「1人の"人"として接する」ことです。それにより、「生活にこだわる視点」や「自然の摂理にしたがった身体の労わり方」を理解できるのです。

　高齢者はさまざまなことを教えてくれます。それを若い人に伝えていくのも私たちスタッフの使命、脈々と続く営みだと思います。しかし、なかなか自分の口から伝えられない人もいます。そういう人の気持ちを代弁し、家族の絆を深め、力を引き出すのは、高齢者ケア施設はもちろん、病院や訪問看護のナースの役割でしょう。

ポイント6：「本人」について知る ⑥
そのアドバイス、"その人"に合っているのか 今一度、考えよう

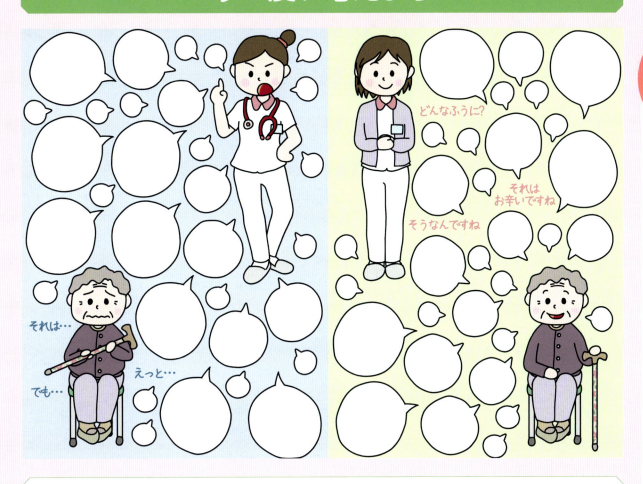

🍎 よかれと思って伝えたことでも……
ナースは概ね"アドバイス好き"が多いように感じます。職業柄、患者・利用者をなんとかよい状態にしようと思って、あれこれ提案をすることもあるのではないでしょうか？

しかし、それは「その人の話をしっかり聞いた上でのアドバイス」なのか、今一度、考え直したいものです。

よかれと思って伝えたことでも、その人の思いや暮らしに寄り添ったものでなければ、課題解決につながらず、かえって"ありがた迷惑"になってしまうこともあるのです。

🍎「腰痛体操なんて痛くてできないよ……」
最近、腰から足への痛みが強くなり、動くのが億劫になってしまった1人暮らしのAさん。な んとか痛みをこらえて受診した際に、腰痛体操や歩くときの姿勢などについて長時間レクチャーを受けてきたそうです。Aさんは言います。

「途中で痛みが強くなってきたので、あまり内容を覚えていない。でも一生懸命話してくれるから"悪いかな"と思って付き合っていた。教えてもらったけれど、腰痛体操は痛くてできない」

🍎 まず「どんなときにつらいのか」を聴き取る
患者・利用者が体の不調を訴えてきたら、まず「どんなときにつらいのか」「暮らしの中でその人なりにどのように対処をしているのか」などを聴きとることが大切です。

その上で「どのように暮らしていけたらよいか」「そのためには何をしていったらよいのか」を一緒に考えて、対処方法を導き出しましょう。

ポイント7:「本人」について知る⑦
「死にゆくことは自然である」と無理なく思えるナースでありたい

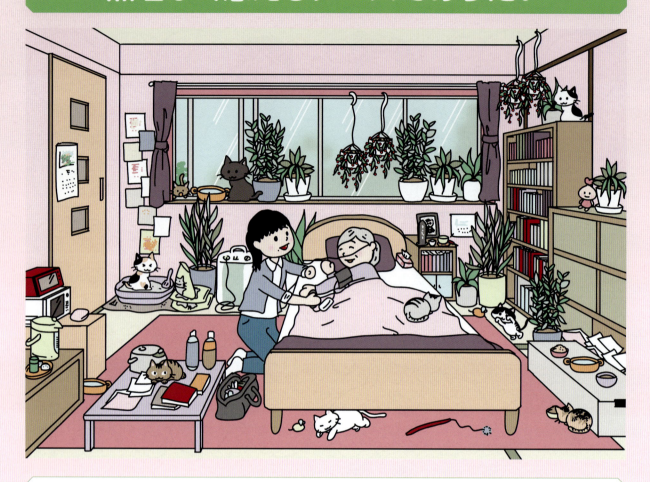

🍎 望むところで生ききるということ

　誰しもがこの世に生命を受け、平等に年月を重ね、育ち、老います。もちろん、「生育環境」「生活文化」「地域力」などは各々異なりますが、医療の発展もあり、平均寿命ものびました。しかし、年齢重ねると認知機能や筋力の低下など、本人にとって嬉しくない状況になることがあります。

　「地域で寄り添うとは？」と自問しながら、いつも言い訳を考えていることに気がつきます。日頃は意思を聞いていたのに、最期が近くなったとき「今の本心はどうなの？」を聞きそこね、家族の気持ちを優先せざるを得なかった経験、常に「何かを見逃していたのではないか？」との思いがあり、結局、答えは見つからないのです。

　子どもがいない高齢者夫婦は地域に友人も多く、助け合って暮らしています。しかし妻は言います。「ここで最期まで過ごせるとよいけれど、どちらかが1人になったら、やっぱり無理よね」と。でも、それを無理でないようにしたいのです。ここで生ききって欲しいのです。

🍎 倫理的なジレンマを乗り越えるためには

　「死にゆくことは自然である」と皆で感じることは重要です。しかし、ナースの立場では倫理的なジレンマに陥ることもあります。ただ、そのときに"その人"の生活を支えるために、共にわかり合って、乗り越えることができれば最高です。

　生活の場は一律ではありませんが、"その人"が選択した場所がそうであってほしい、と願うばかりです。そのためにナースとして取り組むことは、これからますます増えるはずです。

ポイント8:「本人」について知る⑧

「病院」で禁止されていることが「生活」の場では"生きる力"につながることも

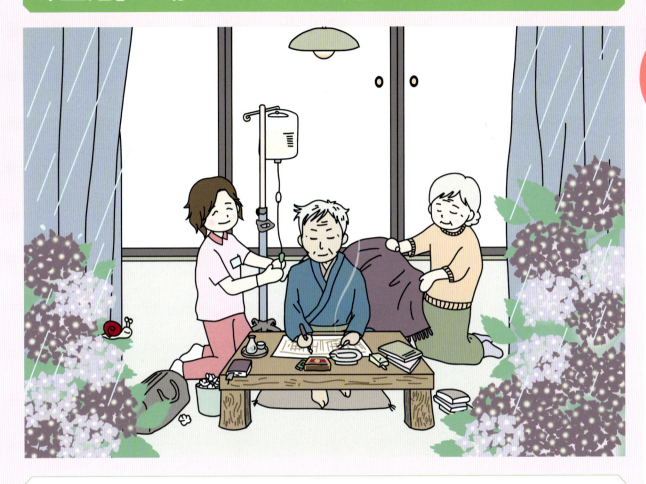

🍎「アルコール」や「たばこ」は絶対ダメ？

　病院は「治療」を集中して行う場所であるため、治療の妨げになる「アルコール」「たばこ」、疾患によっては「好物」も制限されることがあります。そして、患者はだんだんと元気がなくなっていきます。特に終末期の患者の場合、「これ以上、治療することはない」と診断されて退院になるケースが多く、本人はさらに体調の不安定さがあって「生きる意欲」が低下してしまいます。

　しかし、「アルコール」や「たばこ」は、自宅に戻った療養者が「自分らしい生活」を取り戻すスパイスになることがあります。ときには、まるで薬のような効果を発揮するときもあることを、訪問看護師など多くの「生活を支える看護師」たちは経験しています。

🍎"その人"の生活の質を維持するために

　しかし、中には「治療効果に影響があるから」と、自宅なのに「アルコール」「たばこ」「好物」を制限する医療者がいます。すると、療養者は日常のリズムが狂ってしまい、生活の中のささやかな楽しみまでも奪われた気持ちになります。

　「この方の生活の場ですよ！　全部が全部ダメなんて、頭ごなしに決めつけないでください！」

　食欲のない人がアルコールを少し飲んだり、好物を食べることで、元気になって、家族団らんにつながることがあります。たばこを吸うことで不安が軽減されることもあります。

　治療の優先度や、疾患にも寄りますが、"その人"らしい生活の質を維持することを、ナースは本人・家族と一緒に考えていかなければなりません。

[口絵] 3つの観点で考える▼「生活を支える看護」23のポイント:「本人」について知る

009

ポイント9：生活を支えるナースのスキル①

「生活を支える看護師」は直接ケアをしなくても利用者・家族のコーディネートができる

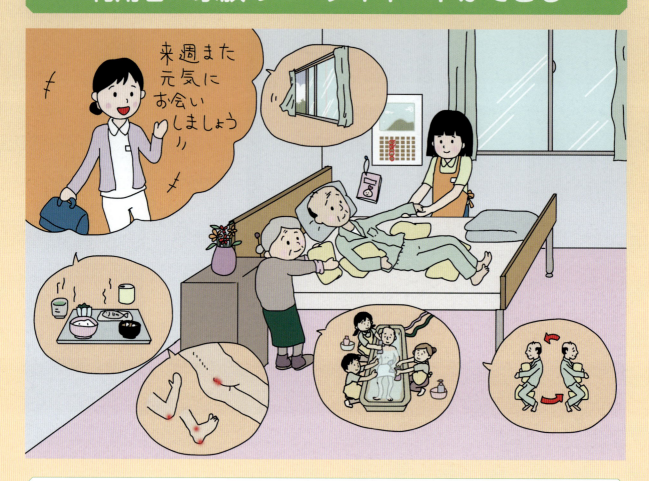

🍎 訪問看護師は"点"のかかわりを"線"にする

　訪問看護の場合、例えば週に1回1時間が予定サービスだとして1週間のうち、あとの167時間、訪問看護師は直接何かをすることも観察することもできません。その167時間をナースがいなくても、利用者・家族が困らず、迷わず、安心して「生活」を送ることができるように、想像力や知識や情報を総動員して、1時間の訪問の間に対策を練ることが求められます。

　つまり、次回の訪問まで利用者・家族が「ナースを必要としない状況」にいかに持っていけるかが大切になるのです。これは"点"で訪問する訪問看護師が、自らのケアを"線"にするスキルであり、「生活を支える看護」において必須のものといえるでしょう。

🍎 介護職への的確なケア技術の提供も必要

　具体的には、次の訪問までの間に起こる可能性のあることを、本人・家族に方向性として知らせて安心感を持ってもらい、介護職など他職種には的確なケア技術を教えておくことで、ナースがいない間のケアの維持をはかります。そのためにも利用者の「生活」を知ることは欠かせません。

　大切なのは自分が動くのではなく、本人を含め、周囲に動いてもらうこと。そのための知恵と想像力と行動力が「生活を支える看護師」には求められます。その際には「介護職などの他職種に活躍してもらうために、ナースとして何をすべきか」という視点が必要になるでしょう。

　これを理解していないと、大変なケースはすぐに"困難事例"として扱われてしまいます。

ポイント10：生活を支えるナースのスキル ②

看取りは"死"の援助ではなく"最期まで生ききる力"を支える援助

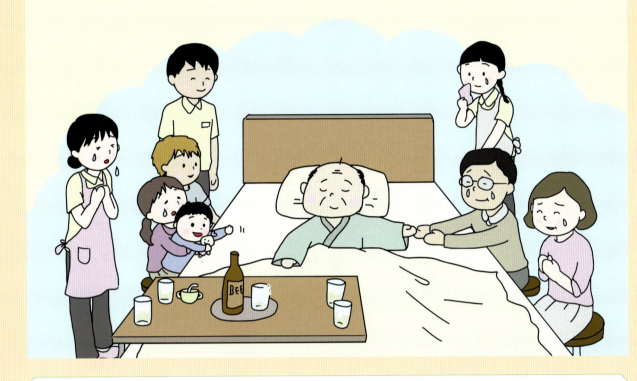

[口絵] 3つの観点で考える ▼「生活を支える看護」23のポイント：生活を支えるナースのスキル

🍎 "死"は"生"の延長線上にある

「生活を支える看護」の目的は何でしょうか？
それは、その人の"生きる"を支えることだと思います。ここは治療をして病気を治すことが第一の目的である病院の看護との大きな違いです（病院に「生活を支える看護」がない、というわけではありません）。

今、"看取り"について語られることも多くなりました。そこでは「看取り＝死」という観点で話されることが多いように思います。しかし、「生活を支える看護」においての看取りは、生きることの延長線上にあるものなのです。つまり、生きることをしっかり支えることが大切で、死を特別視せず、その後に自然についてくるものという考え方で看取りを捉えています。

🍎 大好きなビールを飲んで人生を終えたBさん

特別養護老人ホーム入居6年目のBさんは、いつ呼吸が止まってもおかしくないような日々になっていました。スタッフは「何かBさんにできないだろうか」と考え、Bさんが家族やスタッフを招いたという設定でビールパーティを開いたのです。2人の娘も来て、照れながら乾杯の音頭をとったBさんは数分間のパーティの間、笑顔が溢れていました。そのパーティの後、Bさんの呼吸はだんだんと浅くなっていき、「もう、逝くよ」とつぶやいて命を閉じました。

このような状態でのビールパーティについては、いろいろな意見もあるでしょう。しかし、このとき集まった皆はBさんの"生"を支えきったことで満足の涙をこぼしたのです。

ポイント11：生活を支えるナースのスキル③

ナースの「励まし」に傷つくこともある「聴く看護」で支える

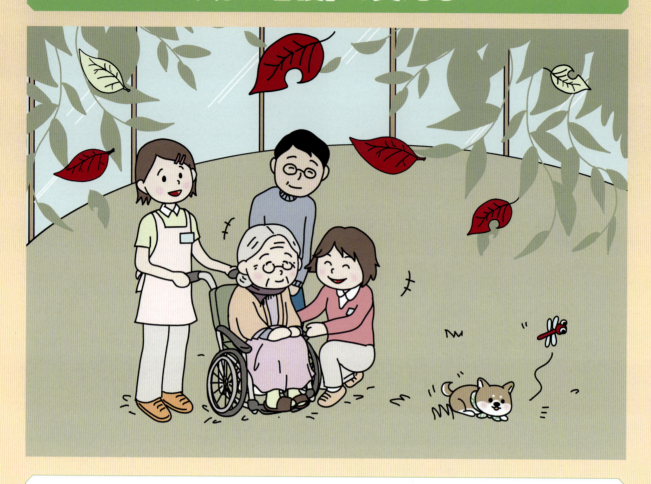

🍎「自分の価値観」を押し付けない看護を

家族の病気に悩み苦しむ人への看護も必要です。例えば、子どもが遺伝による病気になった人は自分を責めています。「代われるものであれば代わりたい」と泣いています。その状況に出会ったとき、ナースはたくさんの励ましの言葉をかけるでしょう。しかし、時にはそれが、どれだけ相手を苦しめ、傷つけているのかを考えなければなりません。

病院で「闘病」を求めている人と、自宅等で「生活」を求めている人では、ナースが発した励ましの言葉の受け取り方が異なります。自分の価値観や医療の正論で答えを押し付けるのは禁止行為です。相手が答えを見つけることを支えましょう。

🍎医療の専門職だからこそ意識する「生活」

高齢者の看取り介護を担う介護施設では、本人・家族が、①どの段階にいるのか、②どんな状態か、③本人の希望は、④家族の要望は、⑤誰が変化に気づくか、⑥誰が説明するか、⑦どんなケアプランにするのか……などを日々検討しています。しかし、医療との窓口役のナースの考え方ひとつで施設のケア方針が変わってしまうことがあります。

ケーススタディを繰り返しながら、「本物の看護は施設にある」と感じる施設のナースも増えてきました。医療の専門職だからこそ、「生活」を意識する人が増えてきたのです。

最期のいのちの時間を考えるときは、その人の望みを見つけるための「聴く看護」が功を奏します。介護保険では、覚悟も選択も利用者の役目です。医師のいない施設だからこそできる「利用者の覚悟と選択を支える看護」はとても魅力的です。

ポイント12：生活を支えるナースのスキル④
"病院"を知っているナースだからこそ発揮したい「相談力」

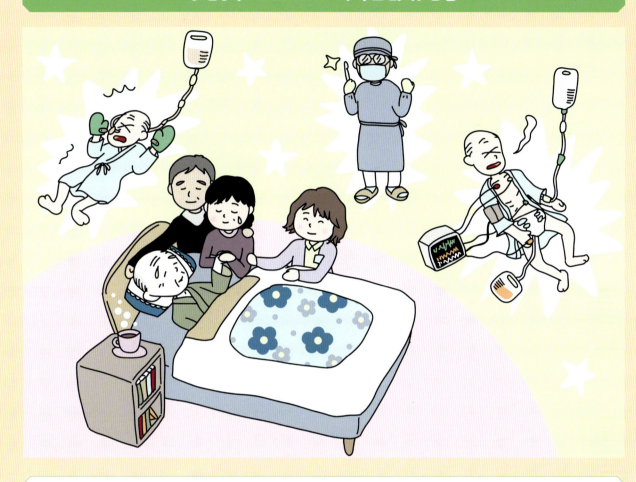

🍎 こんなナースは「生活の場」には必要ない

「生活の場」においては、重介護度の利用者に対して「ナースがいないほうが多職種連携はスムーズだ」と言われることがあります。そのようなことを言われるのは、どんなナースでしょうか？

それは医療の考え方にこりかたまり、医療の正論を振りかざすだけのナースです。「生活」を台無しにしてしまうのです。確かに重介護度の人の生活を支えるときに「医療の知識」は必要ですが、やたらと「治療」に結び付けてしまうナースはいかがなものでしょう。

例えば、看取りの時期を生きている人は、食事もとれず、寝返りもうてません。医療的に分類すると重症患者扱いとなり、「このままここに居たら死んでしまう」という理由で病院へ送られてしまうようです。その背景に「生活の場での死を看取る覚悟が持てないナース」が存在します。

🍎 入院で予測されることを伝える「看護」とは

「自然に看取りたい」と決めた家族でも、その思いが揺らぐことはあります。その揺らぎを受けて「家族が入院を希望している」と救急車を呼んでしまう話を耳にします。そうならないように、早い時期から、最期のときに入院するとどうなるかを考えられるようにサポートし、覚悟を持って看取りを選択できるように、家族を支えるのも「生活を支える看護」ではないでしょうか。

「病院」を知っているナースだからこそできる「相談力」を発揮して、家族の不安を解消することができれば、必要のない「救急搬送」はきっと減っていくことでしょう。

ポイント13：生活を支えるナースのスキル ⑤

「雑談力」を身につけて"その人"の生活に寄り添う

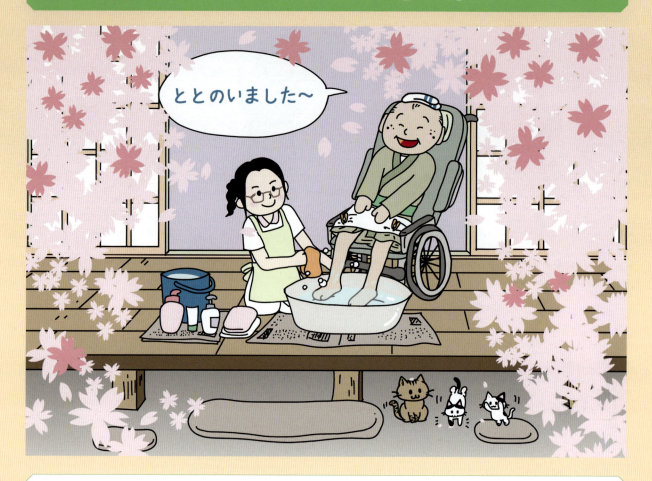

🍎 身近な話題で患者・利用者との距離を縮める

在宅・施設・病院問わず、療養の場でケアをする際に「身近な話題」からコミュニケーションをとり始めることは多いでしょう。さらにケアをしながら、いろいろな話題が出てくることも……。

体を動かせない状態にある時こそ、患者・利用者が自分の好きなこと、楽しみにしていること、気になることをそばにいる人に話せると、自分の望む暮らしにほんの少しだけ近づけられるのではないのだろうか——そんなことを感じています。

神経難病のため体を動かせないＣさんは「なぞかけ」が大好き。世の中の出来事や、自分の考えたことを、なぞかけにして披露してくれます。

あるとき、胃瘻から注入をしていると「胃瘻とかけてレスリングとときます」と、なぞかけが始まりました。見よう見まねで「その心は？」と返すと「胃腸（伊調）が気になります」。

２人で大笑い。たまに「オチ」がわからないことがあるのですが、そんな時にはこっそり本人に聞いて勉強させてもらいます。

🍎 訪問の少しの時間に寄り添うために……

利用者が好む話題について、看護師は知らないことも多いと思います。特に年配の利用者の場合、知識の量がかなわないのは当然ですから、利用者に聞いて教えてもらえばよいのです。

その人好みの会話に合わせられるナースの「雑談力」——この力があれば、"その人"らしい暮らしを送ることに役立つでしょう。訪問してケアをしているほんの少しの時間でも、その人に寄り添えるのではないでしょうか。

ポイント 14：生活を支えるナースのスキル ⑥

退院後を見据え、病院ナースに必要な「気づく力」と「つなぐ力」

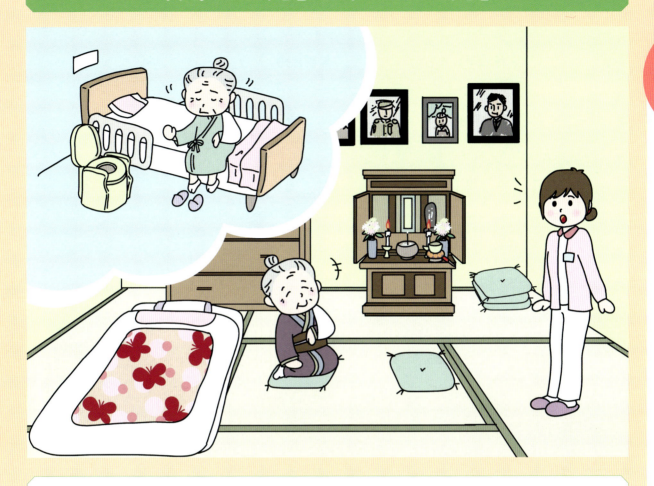

🍎 入院という「環境の変化」がもたらすもの

現在、日本で65歳以上の人がいる世帯は、「1人暮らし」「夫婦のみ世帯」が過半数を占めます。この中で「なるべく、人の世話にはならず、できる限り、自分たちの力で暮らしたい」と思う人は少なくないでしょう。

しかし、日常生活の中における事故（交通事故を除く）で高齢者が救急搬送されるケースが、年々、増加しています。東京消防庁の調べによると、高齢者の「ころぶ」事故は事故全体の約8割を占めています。転倒・転落による外傷や骨折で入院し、それによって起こる環境の変化は、長年、地域で当たり前に行ってきた「暮らし」をそうでないものに変えてしまいます。そして、介護が必要となる生活が始まってしまうのです。

🍎 病院ナースは「自宅」を訪問しよう！

病院ナースが行う「退院前訪問」が注目されいます。自宅に戻って始まる、トイレ・入浴・食事などの「日常生活行動」と、内服・医療処置・リハビリなどの「治療」関係を、その人の普段の生活で馴染ませるためには、どうすればよいかを病院ナースが自宅を訪れて考えるのです。

「この患者さんは、どうすれば自宅で病気（障害）をもちながら、当たり前の暮らしができるのかな？」という"気づき"を病院ナースが持つことが大切です。急な入院、そして治療を経て、退院後に住み慣れた地域で生活できるために、その人に必要な支援とは何なのか？ 今、「気づく力」と、病院から地域へ「つなぐ力」が、病院ナースには求められています。

ポイント15：生活を支えるナースのスキル ⑦

「退院は無理」と決めつけない 重要な「生活」につなぐ看護の視点

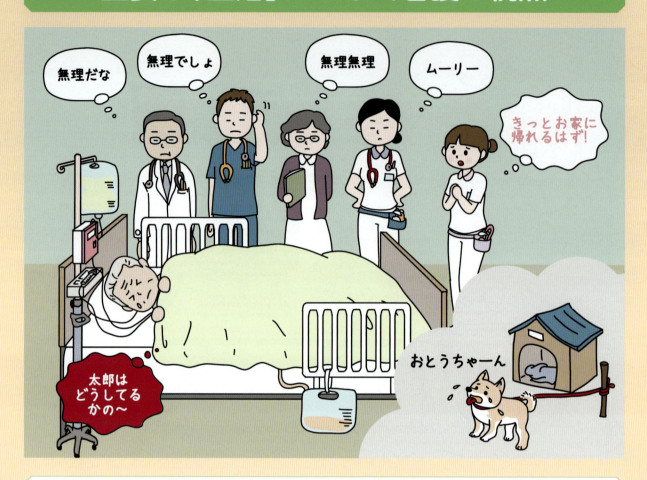

🍎 自宅に帰れる人が療養病床に来る現状

　療養病床は、急性期での治療を終えて一般病棟を退院したものの、「長期に医療的ケアが必要な人のための病床」です。

　一方、療養病床は「急性期の後方支援病棟」としての役割も持つことから、治療はほぼ終わっていても「退院困難」と判断された人の転院・転棟先となっている現状があります。

　後者においては、病状が安定しているのに「病院にいるのが安心」という本人・家族が入院継続を希望している場合もあれば、「家族が看られないって言っているから」「1人暮らしだから」「認知症があって家族が大変だから」など、医師や看護師等の医療者が「退院は無理」と決めて退院支援に消極的なケースも少なくありません。

🍎 「生活」の場に戻るために必要なもの

　病院では「治療」が優先され、"その人"らしく生きることに制約が多くなります。その結果、今までしてきた「生活」が途切れてしまいます。「ただ生きる」ことと「その人らしく生きる」ことには大きな隔たりがあり、「生活」が重要です。医療者が安易に「退院は無理」と退院支援を諦めてしまうと、その「生活」を奪ってしまうことになります。

　私たちナースは、可能な限り生活の場に戻れるよう、まず本人・家族と向き合いましょう。そして、「退院は無理」と諦めることなく、「生活」の場に戻るために「何が必要か？」「どうすれば帰れるのか？」を、本人や家族と共に、より積極的に考えなければなりません。「生活」につなぐ視点を持って看護をすることが大切なのです。

ポイント16：生活を支えるナースのスキル⑧
「看護の鎧」を一旦、脱ぎ捨てて療養者の「生活」を一緒に紡いでいく

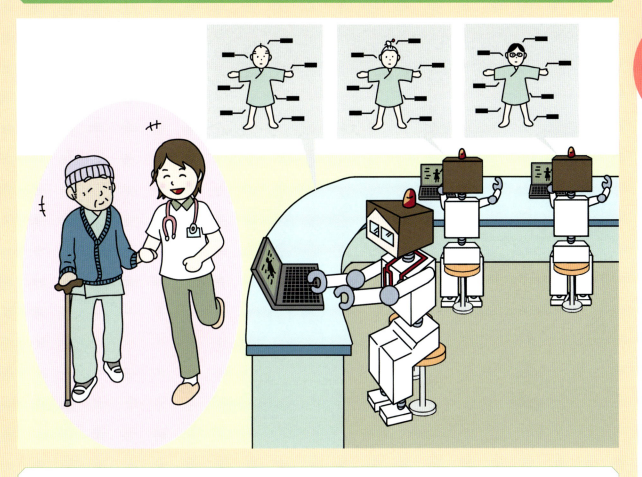

[口絵] 3つの観点で考える▼「生活を支える看護」23のポイント：生活を支えるナースのスキル

🍎「病」の前に「人」をみるためには……

「生活」を支える看護アセスメントは、"その人"の人となりを土台にした個別性が大切です。ナースとして相手をみると、問題点や改善点、さらに目標までもが「看護」という名札とともに独り歩きしてしまいます。結果的には、「誰のための何を見据えたプランなのか」を見失うことになりがちです。「でも医療的には……」「改善しないと……」とナースの思いばかりがひっかかり、個別性が後付けにななった"お飾り"のようなケアプランになってしまうでしょう。

「病」の前に「人」をみる。難しいことですが、知識や技術や経験を積めば積むほど分厚くなる「看護の鎧」を脱いでみてください。私服で、手ぶらで、自分のプライベートな時間に、療養者と対話をしていると想像してください。そして情報の量ではなく、「自分が受け取ったものの意味」を考えてください。「看護の鎧」を着ていては、人としての対話は難しくなります。人として、生活者として相対すれば、短時間でもさまざまなことに気づけるはずです。その気づきを積み重ね、広げ、それを土台にしてこそ、成長できます。

🍎「ケース」ではなく「個人」に伴走する

療養者は、あくまでも「今を生きている人」であって「事例」ではありません。日々変化があり、前進もあれば後退もあり、その中で気づきがある。「理想」ではなく「現実」に、「ケース」ではなく「個人」に伴走できれば、どんなに短いかかわりであっても、療養者の「生活」を一緒に紡いでいくことができるはずです。

ポイント17：生活を支えるナースのスキル ⑨
「治療」の場にいても患者の「本音」を聞き出す視点をもつ

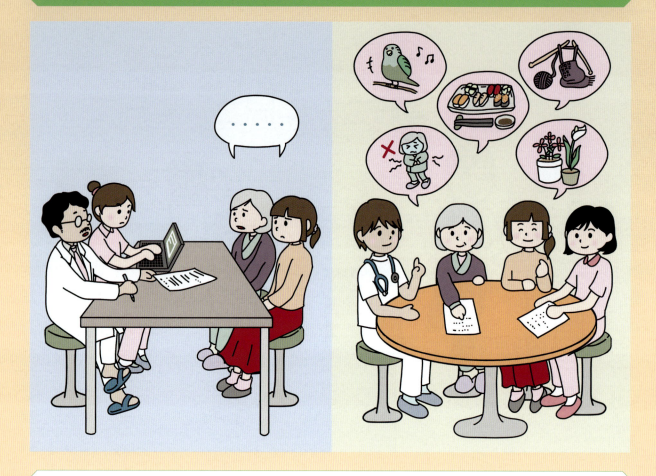

🍎 患者・家族の不安は「情報不足」から

　自宅や高齢者ケア施設だけが「療養」の場ではありません。病院という「治療」の場でも、入院時だけでなく、通院時の外来においても「生活を支えるポイント」がみえる場面があります。特に、医師から説明があった後など、患者・家族と話をするときが、そのチャンスです。

　患者や家族の多くは医療職が勧める治療方針に意見することはほとんどありません。もちろん医師に言いづらいこともあるでしょう。しかし、その多くは「医師の説明内容の理解不足」「今後、どのような生活を選択できるかに関する医療的な知識のなさ」「制度やサービスの情報不足」が原因だと思います。ナースはそれらのフォローをする役割があります。

🍎 患者の「生活」に興味を持ってかかわる

　医療機関においてナースは「患者に最も身近にかかわれる職種」で、「必要な情報の提供、医療的な支援、療養のサポートができる立場」にあります。病状ばかりに耳を傾けがちですが、患者が普段、どのような生活をしているのか、楽しみは何かなど自宅での様子を聞いてみましょう。患者から「治療をやめて家に帰りたい。もう検査はしたくない。家族と一緒にごはんを食べたい。大好きなお酒やたばこを気兼ねなく飲みたい。家のおふろに入りたい。庭の手入れをしたい。旅行に行きたい」などの本音が聞けるかもしれません。

　そのような言葉を引き出すためには、ナース自身が"その人"の生活に興味をもってかかわる視点をもつことが必要となります。

ポイント18：必要な関係者との連携 ①

病院のナースに現場に来てもらい「生活を支える看護」を感じてもらう

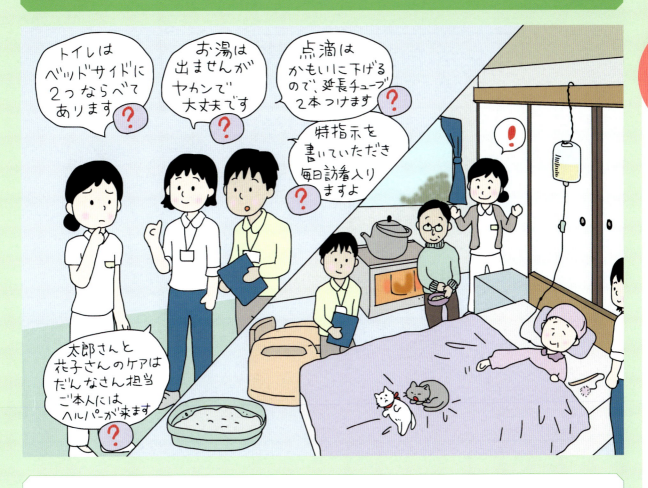

病院でも「生活を支える看護」はできる

「生活を支える看護」は、在宅や施設という"地域"の場だけにあるわけではありません。入院中の患者は、自宅にいたときとまったく同じことは病室でできませんが、普段の暮らしに寄り添った感性を持ったナースなら多くの気づきがあるはずです。例えば、患者が自宅でよく見ていたテレビ番組のかかるチャンネルに合わせておくなどは、細かいことですが、患者にとってうれしいことです。このような小さな「生活」を考えた気づきを、病院のナースに持っていただければと思います。

病院のナースに"現場"に来てもらう

しかし、治療が最優先の病院という環境では、患者・家族の「生活」を理解することは物理的に難しいといえるかもしれません。そして、いくら地域のナースが「生活」について、病院のナースに"言葉"で伝えても限界があります。

やはり、五感を使い、想像できなければ「生活」は理解できないでしょう。そのためにも、病院のナースには、地域という"現場"に一度は足を運んでほしいし、地域の「生活を支える看護師」たちは、積極的に病院のナースに声をかける必要があります。

看護協会等が実施している「訪問看護体験」などに参加した病院ナースが「いろいろ話は聞いていたけれど、実際に見て、よくわかった！」と言うことは決して少なくありません。特に師長クラスの管理者が在宅・施設の現場を体験すれば、その病棟自体に「生活を見据えた看護を提供しよう」という動きが起きることでしょう。

ポイント19：必要な関係者との連携 ②

専門職の1人として地域とつながり、「看護」本来の力を発揮する

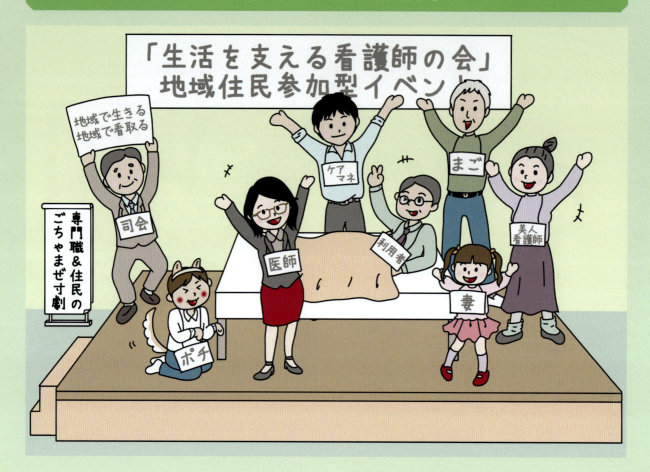

🍎 専門職も市民も一緒につながる地域づくり

時代が変化し、たくさんの喪失と問題を抱えながら、生活をしていく人を、フォーマルなサービスだけで守り支えていくことは困難です。地域でいろいろな人がつながり、点を線、そして面にしていけるような仕組みや場所をつくることが大切です。

しかし、今、私たち専門職は、「生活」から離れた場所にいるような気がしています。それぞれの立場で何のためにつながっていくのか、その目的を共有していくこと。そして、専門職だけではなく、地域の人もつながる場や仕組みづくりに参加をしていくことが大切でしょう。

孤立して声を上げられない人は確実にいます。その「声なき声」に気づかないことがないようなネットワークづくりが重要です。

🍎 「看護」の力を発揮するためには

ナースは、自分自身が「何をする人なのか」という本来の役割を、生活の場面において正しく認識しなければなりません。同時に「専門職」という人的資源を地域の人に正しく知ってもらうことも大切です。それぞれの専門性が必要な人と出逢うことができれば、問題が深刻化する前に地域で解決していくことができます。

「生活」の場で、さまざまなことに向き合い、利用者と共に悩み、考え、丁寧に伴走する中で、「看護」の力はさらに発揮されるでしょう。そして、その積み重ねは地域の力になります。"その人"が、生活の中で「生ききる」ことができるように、ナース本来の役割を正しく自覚し、発揮できるよう地域とつながる必要があります。

ポイント20：必要な関係者との連携 ③

「医療」の現場から離れてみて思う地域のナースだからこそできる連携方法

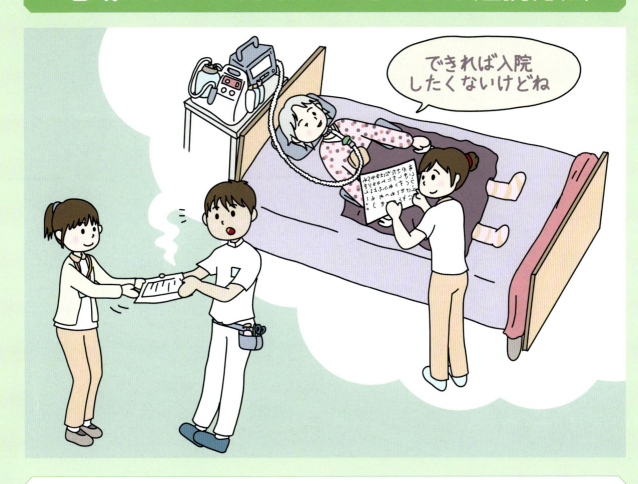

看護と福祉の「共通言語」とは

外来・病棟・訪問看護ステーションの経験があるナースの言葉です。

「最初の医療から福祉への転職の際、最も苦労したのは"共通言語"が見いだせなかったこと。それに気づかせてくれたのが、地域活動に熱心な同僚の社会福祉士です。私の話を通訳して他の福祉職に伝えてくれたのです。この経験は、かなりインパクトがありました。自身の幅を広げるために、言語の異なる職種（文化）に触れることは、看護の活躍の場の広がりにつながることを実感しました」

このナースは今も、あのときの思いは変わりないと語ります。

在宅ナースは「入院支援看護師」になろう

そして今、「連携」が重視される中、重要なのは「ナース同士の連携」です。同職種ですが、特に病棟ナースと在宅ナースの連携に課題が残るといわれます。その原因はお互いに「共通言語」が見いだせないからではないでしょうか。

代表的なものが「生活」についての共通言語です。「療養上の世話」は保健師助産師看護師法に定められた業務にもかかわらず、入院中は「診療の補助」が中心になってしまいます。病棟ナースが「生活」の視点を取り戻すためにも、訪問看護師など在宅ナースの力が必要です。

具体的には「入院支援看護師」として、"その人"の生活に着眼したサマリーを作成し、病棟ナースが入院中でも活かせるように工夫してみましょう。そのような仕組みが、これからは強く求められてくるのではないでしょうか。

ポイント21：必要な関係者との連携 ④

隠された"その人"の思いを引き出し、その選択と覚悟をチームで支える

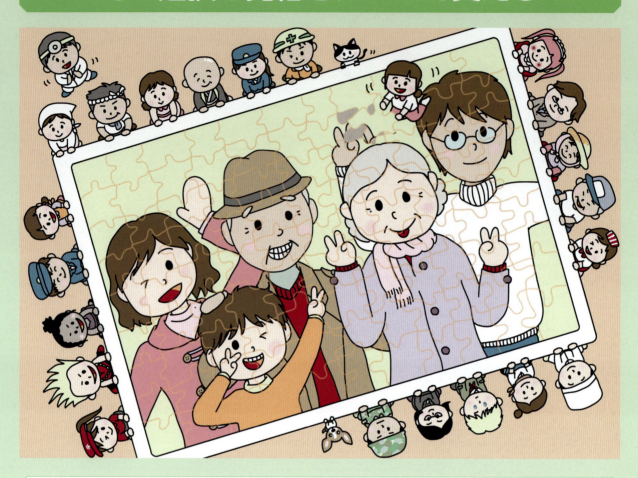

🍎 病院と在宅のチームで目的を共有

退院して自宅という「生活の場」に帰ってこようとしている人のための"本当のお手伝い"——私たちナースはできているでしょうか？

本人が「家に帰りたい」という思いを明確に口に出しても、病院では「自宅に帰る危険性」だけが指摘されます。「安全じゃないから」という言葉にすり替えられてしまうのです。

重要なのは本人の希望です。それを実現するには「どんな工夫をすればいいのか」という視点を大切にして、入院時から「家に帰る」ための準備をする必要があります。また、そのための「仕組みづくり」を、自分の地域で積み重ねていかなくてはならないのです。そのとき、病院と在宅のチームで、そのことが「共通の目的」として共有されていなければ前には進まないでしょう。

🍎 かかわり方次第で変わる本人の思い

本人や家族は、自分たちの思いを封印したまま「答え」を出そうとしますが、かかわり方次第で、それは変わるのです。「定期巡回・随時対応型訪問看護介護」の利用者が語ってくれました。

「主人が亡くなってから、数年、ここで独り暮らしをしてきたんだけど、骨粗鬆症と言われて不安になってね。施設に入らなければと思った。でも、こうやって毎日、自宅でケアしてくれて、まだ、ここで生活していけると気づいたんだよ」

"その人"の生きてきた「ものがたり」をチームで共有し、どんな結論を出しても支えていくことを伝えれば、本人や家族は「自分たちにとっての最良の答え」を見つけていくはずです。

ポイント22：必要な関係者との連携 ⑤

"その人"の生活をみて、介護職と協働して「看護」本来の専門性を発揮する

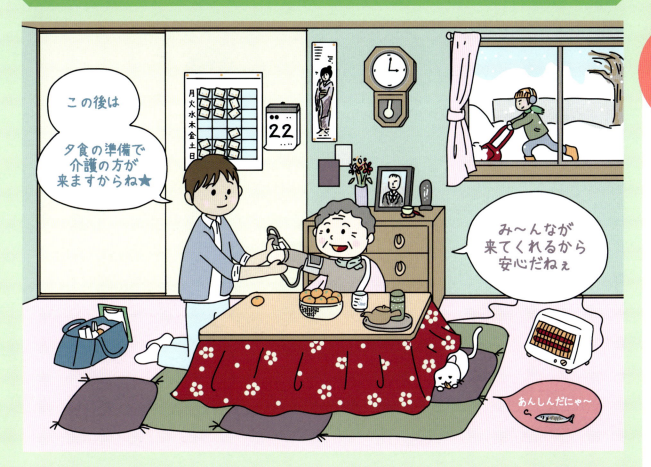

🍎「医療」への過度な依存で疲弊する……

「看護」は医学とは異なる専門性をもっています。しかし、「安全」を重視し、「責任」を回避するために、「医師に指示を求める」だけのナースはいないでしょうか？　その結果、ナースは疲弊し、仕事にやりがいをなくしてしまうのに……。

「生活」にかかわるナースは、老いや病の過程の中で、自分の「生命の力」を思うように発揮できないでいる"その人"に働きかけることができます。環境を整えたり、本人が持っている力を引き出して悪化を防ぐことができるのです。これこそ「看護の専門性」です。それは結果として、医学の力を最大に引き出すことにもつながります。

🍎介護と看護の「真の協働」が生み出すもの

人は老いたり、障がいをもったりすると、多くの援助が必要となる自分を思い、喪失感に襲われ、生きる力を失っていきます。

しかし、そのとき、ナースが「看護の専門性」を発揮して、いろいろな仕掛けをしながら、"その人"の認識や心に働きかけていけば、本人は「生きる意味」を見つめ直し、笑顔を取り戻していきます。

そのためにも、まず、「生活支援のプロ」である介護職と、「医療的問題を生活支援につなげる」ことができるナースが真に協働して、チームでかかわっていくことです。

そして、"その人"が人生の最期の日まで生ききることができれば、その「いのちのバトン」は家族につながります。やがて、"その人"が生きた「地域」にも、それは確実につながっていくことでしょう。

ポイント23：必要な関係者との連携 ⑥

多職種連携の調整役として期待される「生活を支える看護師」

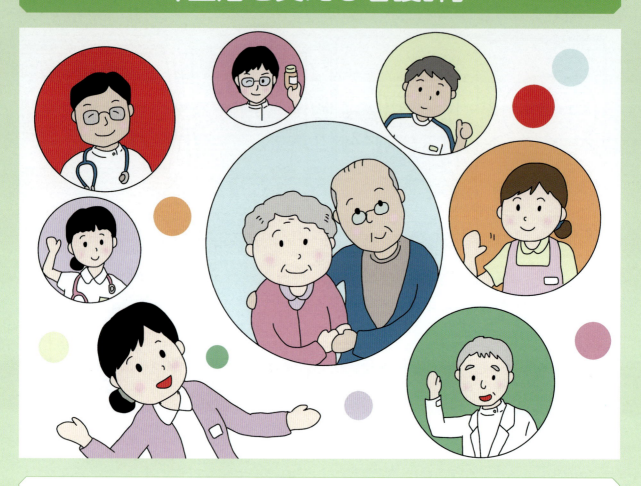

🍎 ナースは地域包括ケアシステムの中核的担い手

2025年の日本は、団塊の世代が75歳を超えて後期高齢者となり、国民の3人に1人が65歳以上、5人に1人が75歳以上という、人類が経験したことのない"超・超高齢社会"を迎えます。そして国は、2025年に向けて保健医療福祉の制度改革として「地域包括ケアシステムの構築」を旗印に足早で進めてきています。

こうした流れの中で、地域包括ケアシステムの中核的担い手として、ナースには病院と在宅・施設をつなぎ、保健・医療と介護・福祉をつなぐ役割が期待されています。確かに、患者・利用者がどこで療養しようとも、「生活を丸ごと支えられる」看護の介入なしには、QOLも高めることはできないのではないでしょうか？

🍎 連携の要にはなっても熟練された黒子のように

そのような中、今、ナースには「生活を支える看護」において、熟練された黒子のような役割が求められています。それは、特に終末期の生活支援やグリーフケアのときに発揮されるものですが、日常の連携の上でもナースが意識して取り組みたい役割です。

地域の医師・介護職・ケアマネジャーだけでなく、病院の医師・ナース、また行政や地域の住民など、本人や家族をとりまく人々のハブ的役割、連携の要をナースが担うことが期待されています。もともと"看護"には、関係する人の輪をまとめていきやすい性格があります。「生活を支える看護師」が、この役割を担うことが地域包括ケアの展開には欠かせません。

実践者の語りで理解する
「生活を支える看護」

一般社団法人「生活を支える看護師の会」編

　「病院は忙しすぎて、退院する患者の"生活"が見えにくいのでは？」と感じているナースは多いと思います。では、患者・利用者の「生活」とは、どのようなもので、どう支えていけばよいのでしょうか？　そして、なぜ病院では"見えにくい"のでしょうか？

　そこで、月刊『コミュニティケア』2016年11月臨時増刊号では、『よりよい療養支援のために　「生活を支える看護」を考える』と題して、訪問看護師や高齢者ケア施設などのナースが密につながっている「生活を支える看護師の会」の12人のナースに、自分の"看護実践"を詳細に報告していただきました。「生活を支える看護」の実践者が語る内容は、特に「患者・家族の"生活"を思い描いてほしい」病院等の医療機関のナースにお伝えしたいものとなっていました。

　その臨時増刊号が好評で入手困難となってしまったため、既存の内容を見直すとともに、「生活を支える看護」のポイントを即座に理解できるようにイラストを使った16の解説を追加して、新たに発行したのが本書です。病院と地域のナースが患者・利用者の「生活」について話し合う「共通言語」として役立ててください。

日本看護協会出版会

患者・家族の「生活」を思い描けますか？

実践者の語りで理解する
「生活を支える看護」

目 次
CONTENTS

口 絵

3つの観点で考える ▶ 「生活を支える看護」23のポイント ……… 001

第1章 〈総 論〉

「生活を看る看護」
看護の原点の拡張と実践の多様性
— 21世紀の看護論・私（試）論 —

山崎 摩耶 ……… 030

第2章 〈報 告〉

生活を支える看護師たちの実践

エイジング・サポート
活き活きと生きるのが「生活」 その生活を支える看護とは ……… 小林 悦子 ……… 046

特別養護老人ホーム プレミア扇
"生活"は健康の土台 特別養護老人ホームで支えるために ……… 板倉 睦美 ……… 065

からだ学びサポート
病気や障がい、加齢などの変化があっても、自分らしく暮らす ———— 桑原 紀子 ———— 072

東京医療保健大学 東が丘・立川看護学部看護学科
その人が望む生き方を全うするために必要な「life 生命と人生」 ———— 日髙 未希恵 ———— 078

恵泉クリニック
ナースが考えたい「生活」とは この世を去る過程での生きた証 ———— 内田 玉實 ———— 087

秋谷病院
看護にとっての「生活」とは看護の対象となる人のあるべき姿 ———— 大関 篤子 ———— 094

訪問看護リハビリステーション 縁〜えにし
看護と生活は切り離せられない 「生活」の中に看護がある ———— 石原 志津子 ———— 102

千住ことぶき訪問看護ステーション
看護にとっての「生活」とは "優先すべき指標" ———— 桶田 玲子 ———— 109

いずみ訪問看護ステーション本木
看護にとって「生活」とは毎日の積み重ね ———— 清水 さかえ ———— 117

さいわい訪問看護ステーション
看護が支える「生活」とは "自ら生きること" ———— 三橋 由佳 ———— 123

訪問看護ステーション リカバリー／デイサービスふぁみりぃ
"おせっかいおばちゃん" ができるのが「生活の場の看護」 ———— 吉田 功代 ———— 130

医療法人社団 悠翔会
「生活の中の看護」が支える "その人" の尊厳 ———— 渡辺 美惠子 ———— 137

Column 「生活を支える看護師の会」とは ———— 148

執筆者一覧
（執筆順）

＊山崎摩耶氏以外、全て「生活を支える看護師の会」運営メンバー

山崎 摩耶　元衆議院議員／元社団法人日本看護協会 常任理事／
前旭川大学特任教授

小林 悦子　一般社団法人 生活を支える看護師の会 代表
（株）エイジング・サポート プロデューサー

板倉 睦美　社会福祉法人白寿会 特別養護老人ホーム プレミア扇 医務課課長

桑原 紀子　からだ学びサポート 代表

日髙 未希恵　東京医療保健大学東が丘・立川看護学部看護学科
臨床看護学コース 看護基盤学 助教

内田 玉實　医療法人社団親樹会 恵泉クリニック 事務長

大関 篤子　医療法人社団彩優会 秋谷病院

石原 志津子　一般社団法人 生活を支える看護師の会 副代表
エイジングケア らしく 代表

桶田 玲子　介護付サービス付き高齢者向け住宅 ラフェスタ吉川

清水 さかえ　社会医療法人社団医善会 いずみ訪問看護ステーション本木 所長

三橋 由佳　社会福祉法人川崎聖風福祉会 かわさき基幹相談支援センター 所長
相談支援専門員／訪問看護認定看護師

吉田 功代　訪問看護ステーションリカバリー／デイサービスふぁみりぃ

渡辺 美惠子　一般社団法人 生活を支える看護師の会 副代表
医療法人社団悠翔会 在宅医療部本部 看護部長

第 **1** 章

〈総論〉

「生活を看る看護」
看護の原点の拡張と実践の多様性
― 21世紀の看護論・私（試）論 ―

第1章 総論

「生活を看る看護」
看護の原点の拡張と実践の多様性
― 21世紀の看護論・私（試）論 ―

山崎 摩耶 ▶Yamazaki Maya

元 衆議院議員
元 社団法人日本看護協会常任理事
前 旭川大学特任教授
http://maya-net.jp/

◆ 北海道立衛生学院保健婦科卒業。日本認知症グループホーム協会顧問。前岩手県立大学教授、元社団法人日本看護協会常任理事、元社団法人全国訪問看護事業協会常務理事、元財団法人日本訪問看護振興財団常任理事。『最新訪問看護研修テキスト』（日本看護協会出版会）、『患者とともに創る退院調整ガイドブック』『マドンナの首飾り 橋本みさお ALSという生き方』（中央法規出版）ほか著書多数。

　筆者の山崎さんは、日本看護協会の常任理事を務めていたとき、介護保険制度が施行されるのを見据えて、月刊『コミュニティケア』の創刊に関わりました。
　訪問看護制度創成期のころからの実践者でもあり、「訪問看護の伝道師」として、訪問看護の素晴らしさを周知するとともに、在宅・施設のナースに厳しくも温かな視線とエールを送ってくれています。
　ここでは山崎さんに、保健医療福祉の現状や諸外国の看護事情に触れつつ「生活を看る看護」について解説していただきます。
　また、今回の書籍化に当たり、今後の日本において、さらに重要になってくる「看護職の自律」について、そのお手本となるオランダの在宅看護介護事業所「ビュートゾルフ」の取り組みについて、新たに「追補」として紹介していただきます。

ナイチンゲールが現代に蘇った……

　――2016年夏、150年の時空を超えて21世紀の日本にナイチンゲールが蘇った。そして、語ったのは……
　「私が活躍した19世紀後半とこの21世紀、まあ、なんて似ていることでしょうか！　文明や科学の発展と工業化・近代化、どんどん都市に集中する労働者と若者、劣化する環境と病気、暮らしの格差、健康格差、子

もの貧困、整えられない環境で息をひそめて生きている老人たち、家庭内のバイオレンス、明日には職も家も失って路頭に迷うかもしれない勤め人。繁栄の陰の貧困と格差……」

「私は母に言われて、近くの村の貧困家庭にスープと銀貨を持って慈善訪問した時、大きな衝撃を受けたのです」

と、ブルジョア階級のナイチンゲールが、その体験を"ノーブレス・オブレッジ"(noblesse oblige)に終わらせず、救貧病院で働くことになる看護への道の原点になるエピソードを語る。

私たちが想起できるのは、ディケンズが書いた『オリバー・ツイスト』や『二都物語』の光景である。同時代を生きたマルクスやエンゲルスが弁証法や唯物論といった哲学的ものの見方・考え方で、格差是正で平等な社会と新しい政治を拓こうとしていたときでもある。

「すでに私は、病院の看護から、町や村における健康教育や保健師・訪問看護師の育成、ホームヘルパーの組織化なども提唱し実践しました。日本では20世紀終わりまで在宅ケアが未整備だったとは驚きですが、超高齢社会の日本でこそ地域の看護力は重要。急いで整備拡充しなければなりませんね！」

ナイチンゲールの晩年のテーマは地域・在宅だった。同時代、大西洋を越えたアメリカでもリリアン・ウォルドによるセツルメントと訪問看護が始められている。

「病院の第一の条件は患者に害を与えないことですが、私はすべての病院がなくなることを祈っていました。生活の中でこそ人は癒され治っていくのです」

逆説的な示唆である。

「本当に！ 特に高齢者にとって1日でも長い入院は、生活の質を低下させるデメリットばかりですものね」(by 山崎)

「看護とは何か？ ですって？ 答えは明確ですよ。≪対象の生命力の消耗を最小限にするように、その人がうまく生きていけるように、生活過程を整えることです≫。また≪病気とは回復過程である≫と言えます。ですから何らかの原因で身体に起きた異変に、自然治癒力が発動されて元のバランスのとれた状態に戻そうとする生命現象の1つが"病気"でもあるのです。看護がなすべきことは、自然が働きかける最もよい状態に患者を置くことにあります。ですから看護独自の機能は人々が営む生活そのものに焦点を当てることで、"理性的な医学・看護学上の関心""人間

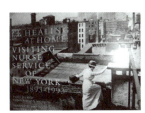
ニューヨーク訪問看護協会の100周年記念ポスター。100年前のリリアン・ウォルドの訪問看護の光景
(山崎摩耶氏が現地で撮影)

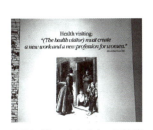
ロンドン・セントトーマス病院のナイチンゲール博物館にある「ヘルスビジターは女性の新しいプロフェッショナルな仕事」のポスター
(山崎摩耶氏が現地で撮影)

として心のこもった倫理的な関心"、そして"実践的な関心"の"3つの
関心"を持つことが重要なのです」

「ですから看護とは単なる職業訓練ではなく、科学的に系統だった訓練
を必要とする Art であり Science なのです。看護を行う私たちは、人間と
はどのような存在か？　人はいかに生きるのか？　をいつも問いただし、
研鑽を積んでいく必要があります。人は人間社会の法則性の中で育まれた
その人の心が個別的な人間をつくるのですから、みんな違っていい。つま
り多様性を認めることも大事です」

「では看護師とは何か？　自分自身は感じたことのない他人の感情のた
だ中へ自己を投入する能力を、これほど必要とする仕事は他に存在しない
のです。また看護師は社会に関心を持つ必要があります。なぜならば、個
人の健康は、地域社会の健康にかかわり、"協働"の中にこそ成功の秘訣
があるからです」

「最近では日本でも健康格差、住んでいる地域による寿命の格差まで指
摘されるようになりました」(by 山崎)

「管理者の資質ですって？　自己をコントロールできない人には他者を
コントロールできないですね。慎重な外交的手段と戦略、統率力を手にし
たら、協働の成功体験や達成感を味わうことができるでしょう。管理的立
場の看護師は"舵とり"をし、"人々の協働"を促し、その"協働全体の
舵とり"をするのです。進歩のない組織で持ちこたえたものはないのです。
けれど、《犠牲なき献身こそ真の奉仕》であることを肝に銘じましょう。
看護労働現場の過労死などもっての外。理にかなった合理的な、そして近
代的な管理と働く環境こそ大切ですね」

「そのようなあなたが、現場での現実を統計学や疫学のデータを基に、
政治力学を活かして政策提言し、政府や社会を動かし制度を創っていった
パワーと先見性には、21 世紀の私たちもいつも励まされ、背中を押され
ています！」(by 山崎)

——真夏の夜の夢から覚めたとき、私のそばに、ナイチンゲールはもう
いなかったがエキサイティングな会話は鮮明で、私たちの歩んでいる道の
方向が間違っていないことを確認させてくれたように思えた。

さて、彼女の示唆した看護の原点＝「生活を看る看護」「個人の健康は
地域社会の健康、協働こそ成功への道」を拡張させ、「看護が社会を変え
る」ことへの挑戦について、しばし考察していこう。

わが国の超高齢化と
保健医療福祉を取り巻く制度改革

超高齢化の現状と推移

2016年の敬老の日を前にした総務省統計局の発表によると、わが国の高齢者は65歳以上が3461万人で総人口の27.3％を占め、超高齢社会となっている（2016.9.15時点）[*1]。先進国で比較しても、高齢化率はイタリアで22.7％、ドイツ21.4％、フランス19.5％と、日本はフロントランナーの位置にいる。特に女性の高齢化率は30.1％で、100歳以上では9割近くが女性である。一方、15歳未満の子ども人口は1605万人（12.6％）で、合計特殊出生率も1.46と少子化の回復は遅々としている。

2042年に高齢者数はピークとなるが、若人世代や総人口の減少で、高齢化率は伸び続け、2060年には約40％で、特に75歳以上の後期高齢者が現在の12.9％から26.9％と2倍以上になることが予測されている。

そして、長寿とともに高齢者の多死時代が到来し、どこでどのように最後の時間を過ごし、死を迎えるのか？　看取りはまさに国民的課題となっている。統計によれば、現在の日本人の死に場所は、8割が病院で在宅死は12％に過ぎない。2025年頃には47万人の病院以外の「死に場所」が必要になるという推計もあり、在宅や施設での看取りに期待がかけられている。その一方で、かつて諸外国から羨ましがられた三世代同居はもはや夢になり、高齢者の半数が1人暮らし世帯であるから、在宅の厳しさは否めない。

超高齢社会のもう1つの大きな課題は、認知症の人の増加とケアである。わが国では軽度認知障害（MCI）も含めるとすでに800万人を超え、国家戦略（新オレンジプラン）も展開されている。グローバルにも先進諸国が国家戦略として取り組んでいるが、保健医療政策のみならずWHO（世界保健機関）やOECD（経済協力開発機構）、世界銀行といった国際機関が連携協働するなど、世界経済の観点からも警鐘を鳴らしている。

さて、超高齢化は労働人口の減少とともに生産や納税など社会構造の変化と、医療・介護といった社会保障費の増加を余儀なくする。日本の社会保障費をみると、2012年度で109.5兆円（GDP対比22.8％）［年金53.8兆円・医療35.1兆円・介護8.4兆円］が、2025年には148.9兆円（GDP対比24.4％）［年金60.4兆円・医療54兆円・介護19.8兆円］と、医療で1.54倍、介護で2.36倍の伸びが予測されており、社会経済の低成長の中で、

[*1] 2018.7.1時点では、65歳以上（日本人）は約3532万人で総人口の28.4％（総務省統計局）

社会保障費の伸びは大きな課題になっている。

一方で、高齢社会の社会保障に対する国民の意識をみると、5割強が「負担増でも社会保障の維持拡大」を望んでおり、生活や経済に不安を伴う医療や介護が個人や家族・身内による「自助」だけでは厳しくなっていることの証左とみることもできる。

● 保健医療福祉を取り巻く制度改革と地域包括ケアシステム

それらを背景に当面する2025年に向けて保健医療福祉の制度改革が、「地域包括ケアシステム」構築を旗印に足早で進められているが、地域包括ケアとは何か？　どの方向性に向かっているのか？　現場ではなかなか見えにくいのではないだろうか。

2014年6月に公布・施行された「医療介護総合確保推進法（地域における医療及び介護の総合的な確保を推進するための関係法律の整備等に関する法律）」は、医療法や介護保険法、保健師助産師看護師法（看護師による特定行為の研修制度創設）や地方自治体の関係法など19本の法律を一括上程したものである。

この法律施行により、地域包括ケアシステム推進の基盤整備が都道府県・市町村で加速していく。なかでも、

①病院病床の機能分化と病床報告制度のスタート

②地域ビジョン（構想）の策定と病床削減

③地域医療計画・介護保険計画の市町村の役割拡大

④都道府県に新たな基金を設けて地域医療や介護のサービスと人材確保等の推進

などは看護現場に大いに関係する。また、介護保険では、

❶介護保険の予防給付を市町村の地域支援事業に移行

❷特別養護老人ホームの入所を要介護3、4、5に限定（次の介護保険改正で保険給付から要介護1、2を外す？）

❸サービスの利用料を一定以上の年収所得者（280万円）は1割から2割に

❹施設入所時の補足給付は預貯金1000万円以上は自己負担とする

など、利用者からみれば給付の抑制や負担増になる改革となっている。

2014年度診療報酬改定、2015年度介護報酬改定、2016年度診療報酬改定は、医療保険と介護保険の双方から「地域包括ケアシステム」構築と「早期退院と在宅医療・在宅ケアの推進」にベクトルと照準を合わせ、急性期病院からの早期退院のための院内の退院支援強化や、病院からの「日本版在宅入院」ともいえる退院後訪問看護の提供、在宅の限界を解消する

ための訪問看護ステーションの強化、病院と在宅や施設、また医療と介護の連携によるチームケア推進などが進められている。

こうした流れの中で、地域包括ケアシステムの中核的担い手として看護職には、病院と在宅・施設をつなぎ、保健医療と介護福祉をつなぐ役割が期待されている。利用者がどこで療養しようとも、「生活を丸ごと支える」看護の介入なしには QOL も高めることはできないのではないだろうか？

入院患者の調査によれば（受療行動調査 2014）、退院許可の出た患者の51.2% が「完治するまでこの病院に入院していたい」と答えているが、そのうち半数は医療者から見て「いまの状態でも自宅で療養できる」患者であるという。また「家で引き取れない」と家族が在宅を拒否する理由の第1位が「排泄が自立していない」ことで、排泄は退院先の決定に明らかな影響が認められるというから、地域での受け皿整備は当然として、臨床での生活支援の看護とリハビリテーションが自立支援の鍵になる。

世界の潮流は病院から在宅へ、そして看護師の裁量権や役割拡大に

1980 年代から欧州各国の医療制度改革は病床削減と在宅ケアへと向かっているが、地域での 24 時間 365 日のケア確立と連動して看護師の裁量権や役割拡大がみられている。

―デンマーク―

デンマークをみるとナース・プラクティショナー（以下：NP）の国家資格化を推進しているが、すでに広範囲な医行為・裁量を、医師から業務委譲されている。同国では病院に就業する看護師は全就業者の 5 割弱に過ぎず、4 割近くがプライマリケアや在宅・施設等で、裁量権を持って自律的に働いている。入院期間が 3 〜 4 日という早期退院を受けて高齢者住宅（プライエボーリ）では、看護師の配置が拡充し、病院と高齢者施設との遠隔医療も始められている。視察先の施設長の看護師は「高齢者は自分の生活の場で療養したほうが回復も早い」と早期退院後の施設での看護ケアに自信を述べていた。また、市町村行政の中で 24 時間在宅ケアや高齢者施策などの政策立案ポストでも看護師が活躍し、まさに「地域を看護」しているが、これにも長年の歴史がある。

―スウェーデン―

スウェーデンで視察した NP は保健センター等で慢性疾患のクリニック

を開き、糖尿病や高血圧など主治医の診断・投薬後の継続ケースを診て、投薬の処方もしていた。丁寧な生活支援に住民からは評判がよいという。

イギリス

イギリスでは、街かどにNPによる「ウオークイン・クリニック」があり、プライマリケアの健康管理や慢性疾患のケアをしている。また、NHS（国営の国民保健サービス）を補完する24時間電話相談も看護師が担っている。

フランス

フランスは「在宅入院HAD（高度医療訪問看護）」や介護手当給付で在宅ケアを進めてきたが、2009年にはMAIA（自立分野における医療と介護の統合メソッド）をスタート。いわば地域包括ケアシステムにシフトしている。MAIAとは各地域で包括予算を持ち、医療と介護サービスの連携協働でカオスのようにバラバラだったサービスを一括提供するもので、訪問看護と介護も同じ事業所からチームで在宅ケアを展開している。

また、フランスは開業看護師が全就業看護師の約17％を占めるが、開業看護師は自分のクリニックを持ち、医師からの"処方箋"を受けて訪問看護や外来での患者処置ケア等を行う。パリで視察した開業看護師は1日に70人から90人程度ケアし、看護報酬として医療保険から支払いを受ける自律的でパワフルな看護を展開していた。

看護師は衛生材料等の処方権を持ち（2003年）、看護の「固有の役割」を法律で定めており（1984年にデクレ、2004年に看護職実践・職業行為に関する法）、病院に限らず在宅や他の保健施設でも医師の指示書なしに独自に判断、実施できる医行為を認めている。

さらにNPの活躍をみると、NPの資格は、OECD加盟12カ国中、11カ国が何らかの形で誕生させており、「議論もない」と指摘されたのは日本くらいである（OECD, 2011）。

紙幅の都合で十分な紹介ができなかったが、各国とも病院医療から在宅医療・訪問看護へのパラダイムシフトの中で、「生活を支える看護師」の裁量権も広がり、自律的な判断で医行為の実施をしており、わが国のように「療養上の世話」として本来、医師の指示の不要な入浴や食事、排せつのケア等にもその都度、医師の指示を受けるような現象は看護現場には見られない。わが国でも「生活を看る看護」を自律的に実践するには、看護師の裁量権の拡大とその役割にコミットできる看護基礎教育の改革が急が

れると痛感する。

看護の文化を変える：
「生活を看る」看護基礎教育改革の提言

　訪問看護の現場では「生活の整え、生活ケアが生命予後を左右する」ことは多くの訪問看護師が経験することでもあるが、訪問看護の対象の１人ひとりの人生や生き方・死生観に沿った治療や看護ケア提供の難しさもまた経験する。

　「当事者主体」を考えるとき、複雑で多様化するニーズを持つ療養者の自己決定には自己管理やセルフケアの支援は不可欠であり、取り巻く専門職がそれぞれの力をうまく発揮してこそ応えられるが、看護師はチームケアのコーディネーションをうまくできるのだろうか？

　さらに深刻になっているのが患者の経済格差である。経済状況が退院先の決定要因となり、「お金がないからやむなく在宅ケア」などと聞けば、政府による早期退院や在宅復帰の制度改革を是とばかり鵜呑みにしてもいられない。

　時には"制度"を（ナイチンゲールのように）ブレークスルーして、「生活を看る看護」を展開しなければならないが、その勇気と本気度を鍛える教育を看護師は受けているだろうか？

　当然ながら「生活を看る看護」は病院臨床でも求められるが、早期退院で高速回転状態に翻弄されてか「業務が忙しすぎて看護ができない」という現場の悲鳴に、質の低下を指摘するだけでは問題解決にならない。過労死寸前までの過酷な労働現場で頑張っているのに、患者には温かい看護を受けたと受け止められず、看護師も達成感がないとも聞く。臨床が患者のリスク回避のマネジメントに目を奪われ、非日常の管理の場となっているのなら、どうすべきか？

　いまや、医療も介護も急性期ケアから長期ケアに、医学モデルから生活支援モデルにシフトし、これだけ病院以外に看護ケアの場、療養の場が広がっている時代に、看護教育がこれまでと同様の伝統的な領域区分と急性期病院を中心とした基礎教育や実習でいいのだろうか？

　看護師がもっと自律的に変化に対応する力、対処する力を持ち、しっかり生活を丸ごと支え、さらに訪問看護などの効果的な看護に正当な経済評価を得るような制度化の力、政策力などの資質と、チームケアのタフネゴ

第1章　総論▼『生活を看る看護』看護の原点の拡張と実践の多様性——21世紀の看護論・私（試）論——

シエーターとしての基礎体力を備え、21世紀の現場実践にコミットメントするような基礎教育へとドラスティックな変革が求められているのではないだろうか？

筆者が出会ったフランスの「在宅入院HAD」の管理看護師は「卓越した実践力を持つジェネラリスト」として専門分化された組織を統合したケアの展開に尽力するパワフルな女性だった。

「生活の処方箋」をつくるのは看護

元来、看護やケアは人々の生活の中にあった。路地裏の共同体＝地域の中にあったものである。≪ Aging in Place ≫が保健医療福祉介護のパラダイムシフトならば、看護職がその変革のエンジンになってほしいと思う。

筆者は1970年代後半から訪問看護の制度なき萌芽期の地域で、仲間とともに自称「訪問看護婦」として先駆的な仕事をし、実践の中で訪問看護の制度化に向けて20年闘った経験を持つが、それは人生の大きな糧となった素晴らしい時間だった。

家族がいても独居でも、お金持ちでも貧困世帯でも、サービスの制度があってもなくても、数多くの高齢者や障害者や家族がそれぞれの生きざまの中で、生き死にに立ち向かっている日々に応えて、24時間365日、朝も夜も訪問看護に明け暮れたが、本当に多くを学ばせていただいた。それは訪問看護の有効性を世に訴える支えにもなった。中には人生の反面教師もいたが、「こんないい仕事をしているのだから、あなたはきっと天国にいけますよ！」と、自らの死の床で笑いながら私の手を握って"保証"してくれた100歳目前の老人の言葉など本当に忘れがたい。

「自分自身は感じたことのない他人の感情のただなかへ自己を投入する能力」とナイチンゲールは評したが、「生活を支える・生活を看る」ということは人生の哲学的作業でもある。

自己ではない他者の価値感のまっただ中へ自己を投入し、時間を共有するにはエネルギーもいる。人間の生命や人間の生活そのものをとことん考え、医学の進歩や医療とは何か、看護とは何かを考察する。

そして、かかわった人たちの「生活の処方箋」を当事者とともにつくるのは看護!!

多元的思考で頭を柔らかくして、「生活を看る看護」が生み出す新しい価値に期待して、現場の皆さまにエールを贈りたい。

追補　21世紀のナイチンゲールたちへ

　2019年、平成の30年が終わり、新元号の時代が始まる。21世紀に入ってからというもの、テクノロジーの発展もめざましく、社会は足早に変化している。

　本書の初出は月刊「コミュニティケア」誌の2016年11月臨時増刊号として出版された。このわずか2年間の医療介護福祉界をみても、地域社会の人々が私たちに求めるものや、2018年の診療報酬・介護報酬・障がい報酬の同時改定など制度政策面からも大きな動きがあった。そして、長寿人生の最期の時をどう迎えるのか ── ACP（アドバンス・ケア・プランニング：人生会議）などもようやく国民的議論になってきた。

　さらに医療介護界を近代化する「働き方改革」は、労働時間や勤務形態の改善だけでなく、各専門職の業務を見直し、タスク・シフティングという形で改革をもたらそうとしている。ICTやAIで看護介護が革命的に変化する日も近いと予測される。

　このような背景の中で、本書が単行本として再版になることを機に、「生活を看る看護」を再考してみた。

地域包括ケアが進む中で求められる「看護の役割」とは

看護にとって "変わらないもの" とは

　私たちの社会には、トレンドが変化する中でも "変わらないもの" もある。看護にとって "変わらないもの"、それは看護がめざすものともいうべき「当事者主体の自立支援」ではないだろうか？

　本来、看護は人々の生活の中で生まれ、育まれてきた。その人の居る場で「生活を支える看護」が、その人らしい暮らしと必要な療養を支え、「その人が生きてきたように死ねる＝生ききる力をエンパワメント」できれば、看護のアウトカムは大きい。

　そのためには「当事者」が、何を望んでいるかを自ら考えをまとめ、伝えることができ、それを家族や専門職チームと共有でき、主体的に人生の旅を歩く。そんな「自立」を、寄り添いながら支援するナビゲーター役が看護職だとも言えよう。いわば「医療界の同行二人」だろうか？

第1章　総論▼『生活を看る看護』看護の原点の拡張と実践の多様性 ─21世紀の看護論・私（試）論─

039

2025年をターゲットにした「地域包括ケアシステム」は、当初、介護保険制度の中で提唱されたが、医療保険制度もそれに呼応し、いまや医療介護連携から拡張して「Aging in Place」のコミュニティづくりにまで広がり、人口減少と超高齢化する地域のネットワークになろうとしている。

さらに、次の団塊ジュニア世代が高齢者の仲間入りをする2040年を見据えて、新たな施策の議論に国は動き出している。

人類史上初めて、日本がトップランナーとして経験する超高齢化と人口減少社会という"国家の難問"に私たちも無関係ではいられない。看護職への期待も広がっている。

● なにより大切な「看護職自身の自律」

地域包括ケアシステムが展開される中で、医療と介護、病院と在宅などの連携を強化し、「個へのケア」から、家族全体を支え、地域をコーディネートできる——そのような看護職への期待に応えるには、より看護職自身の「自律」がなによりも重要になってくる。

地域での「看護職の自律」の姿を示す1つのモデルがオランダにある。わが国でも評判となったオランダの在宅看護介護事業所「ビュートゾルフ：Buurtzorg」だ。

筆者は、2018年夏、オランダ・アムステルダム市でビュートゾルフ本部のInternational Teamのリーダー看護師からレクチャーを受けることができた。市内の事業所で訪問看護介護の実務も視察したので紹介する。

自律と相互扶助のコミュニティケアが進んだ国・オランダ

● オランダの医療・介護の変遷

オランダはかつて「オランダ病」と呼ばれた経済低迷を奇跡的に脱却した国である。医療・介護においても"実験国家"として改革を重ね、独特な取り組みと制度を持つ。

オランダの高齢者の医療・介護を概観すると、1960年代は「施設ケア」の時代で施設が増加していた。オランダの「介護保険」と言われた特別医療費保険制度（長期ケア）が1968年にスタートし、それが1970年代に「在宅ケア」に転換して民営化を始める。さらに1990年代は「ケアと住まいの分離」という新しいコンセプトで脱施設化が進められた。

2000年代に入ると高齢化とともに、利用者本位、分権化、家族だけで

なく隣人・友人などによるインフォーマルケア（暖かいマントのようなケア：Mantelzorg）などが推進され、高齢者の自立と互助と、国から地方自治体への財源とサービス提供の移管がされ、2007年の社会サービス法で市町村に在宅介護サービスを移管している。

2015年の医療保険改革からは、医療と介護の整合性をとり、国と地方自治体の責務と役割を再編、また個人と家族、コミュニティの連帯など、国民性や伝統も鑑みながらドラスティックな改革が進行している。自律と相互扶助のコミュニティケアの進んだ国でもある。

● 5つのレベルに分かれるヘルスケアの専門職

看護職などヘルスケア領域にかかわる専門職についてみてみると、国内の動向のみならず労働市場のグローバリゼーションの中で、教育の統合化や国家資格のライセンス枠組みの改革を重ねてきている。

1993年の「ヘルスケア専門職法 Wet BIG」により、ケアに従事する看護と介護のライセンスを5段階にしている。〈レベル1〉は家事援助や生活環境の整えをするケアヘルパー、〈レベル2〉は介護福祉ヘルパーで介護、生活支援、身体介護、アクティビティなどを実施する。〈レベル3〉はケアワーカーやヘルスケアワーカーで介護計画を立て、身体介護や心身の健康状態の観察、一定の処置ができる。〈レベル4〉は一般看護師、〈レベル5〉の看護師は学士レベルで統合的マネジメントやコーディネートのできる看護師となっている。さらにナースプラクティショナーやプラクティスナース、ナーススペシャリスト、医師補助者などが上級実践看護師として自立的に業務を行っている。

重要なコンピテンシーとなる ビュートゾルフの「自律」した看護師

● オランダの在宅ケアを変えた「ビュートゾルフ」

ビュートゾルフは2007年に看護師のヨス・デ・ブロックCEOによって創設されたが、その背景（動機）には2006年当時の政府の医療・介護制度改革があったという。

オランダの在宅ケアは従来、小規模で地域密着だったが、1990年代以降の在宅ケア拡大と民間参入、市場志向の中で大規模化し、専門職も管理され、治療・予防・ケアの分断でコスト至上主義的になり、コストの安い切り売りケアになっていった。安い賃金のケアワーカーが低コストで質の

低いケアを行っていた。一軒の利用者宅に30人ものケアワーカーが入れ替わり来ることもあり、細切れケアは利用者の満足度も低かった。

また、在宅のエージェントが巨大組織になり、広範な地域をカバーすることで看護専門職もやりがいを失うunhappyな状態で、離職による人材不足も深刻化し、各地で医療者のデモやさまざまな動きがあったという。

一方で、政府によってICTによる質の高いケアと負担軽減のイノベーションが進み、ヘルスケア領域のプラットホーム等も立ち上げられ、ICT・モバイルなど技術革新も進められてきた。

そのような背景の中で、よりよい看護をめざしてビュートゾルフが誕生した。「ビュート」は近所・地域、「ゾルフ」はケアを意味する。スタート時は1チーム4人で出発したという。「小さなチームのインディペンデント・ユニット」で「近所をカバー」し、「ICTでつなぎ」、「利用者の自立を支える」訪問看護をビジョンにした。ボトムアップの「自律・独立・自己管理・自主運営」の水平組織で、1チームは看護師12人までとし、平均利用者65人でオフィスを構える。

ビュートゾルフの組織は、地域のやりたい（起業精神のある）看護師たちが自分たちでチームを組んで（組織化して）、手上げして参加する。初期には毎月50～100人の看護師たちの新規応募があったという。10年経過した2017年には、全国に960チーム・1万人の看護師で利用者8万人にケアをする「リーディングカンパニー」に成長し、優良企業として表彰された。現在、EUはじめ日本、中国にも展開するグローバルカンパニーとなっている。

● ビュートゾルフにみる「自律的な看護」

ビュートゾルフの基本方針として、以下が挙げられる。

①ホーリスティックな包括的ケア

②クライエント・ファーストの利用者とのリレーションシップにフォーカス

③結果重視；ベストソリューション

④ケアと本部（バックオフィス）の分離

⑤ICTでスマートソフトを開発して書類をなくし、ケア時間を確保。オマハシステムで看護業務を展開し、クライエントの自立支援をはかる

⑥本部は50人で現場の各チームをサポートする。現場のチームのコーチや業務の標準化や最適化をはかる

⑦チームは近所の小さい地域をカバーする

チームの働き方はフレームワークがあるが、それぞれのチームは自分た

ちでマネジメントする。たとえば「24時間7日間のケア体制の電話の受け方」もチームによってやり方が違う。利用者を確保するのもスタッフの求人も自分たちで。そしてチームの自己評価をしながら、効率的に事業を展開するという。

わが国の看護職への示唆を得たのは、このビュートゾルフの求める看護師のコンピテンシーとその養成、日常業務支援のシステムである。

キーワードは「自律」である。基本的に働き方は「自由」だが、それぞれが「責任」を持つ。そしていかに「制度に縛られない看護師になるか」だという。

まさにわが意を得たり！ 重要なコンピテンシーだと思われる。

わが国では訪問看護師が責任者（所長）によりかかり過ぎていていないだろうか？ 看護職は制度の枠にとらわれ過ぎてはいないだろうか？

例えば利用者のケアプランは、ケアマネジャーよりも担当の看護師が立てたほうがベストだという場面はないだろうか？

ビュートゾルフでも「利用者の査定委員会が決定したケア時間のケアプランより、訪問看護師のアセスメントのほうが結果を出している」ことを現場から主張し、制度改正につながったという。こういうアクションがビュートゾルフの存在意義と信頼を増した要素だと思われる。

「自律した看護」のためのサポート体制

「自律した看護」への「Self-Organization」のためにはサポート体制も重要だ。ビュートゾルフでは、まずは信頼（Trust）を得ることから始まる。ビュートゾルフのユニホームのブルーは「信頼の色！」とのことだ。そして、ホーリスティックなケアができるジェネラリスト看護師をめざす。

そのために職員の看護師それぞれが持つ互いの専門性をビュートゾルフのWeb上で交換し、ケアのスキルをシェアリングする。難しいクライエントの看護で悩むときもWeb上のカンファレンスやアドバイスが効果を発揮している。また自己学習のための予算を事業所として確保し、常に最新の技術を学ぶ。

ビュートゾルフがここまで成長した大きな背景は、ICTによる効率化とCost Benefit費用対効果をしっかり求めていることが大きいと思うが、何といっても「自律した看護集団」だからだろう。ビュートゾルフの組織づくりは他の専門職や他領域（警察など）から「そのモデルを取り入れたい」と要請され、世界各国からのオファーもあるという。

日本にもたびたび来日しているビュートゾルフ International Team のマ

デロン・ファン・ティルブルグさん（看護師）は、レクチャーの最後に「どの国も、医療制度が看護を縛っている」と言う。

これはグローバルな共通課題だと思われるが、わが国においてもその通りだろう。そして、私たちはそれにチャレンジできる看護職でありたい。

病院ナースへのエール 「看護ほどクリエーティブな仕事はない」

さて、本稿では社会保障と税の一体改革など流動する制度や、医療・介護環境の中で求められる看護の役割の変化と、変わらないミッションについて整理してきた。そして、地域包括ケアを支えるのは、訪問看護や地域の施設の看護職だけでなく、最大多数の病院・診療所の臨床に働く看護職の役割が大きい。診療報酬改定でも入退院支援を強化した。

NICU で退院を待っている医療看護ケアの必要な乳幼児、高度医療現場から退院（転院）する医療継続の必要な患者、救急車で自宅や施設から病院に運ばれてくる高齢者、人工呼吸器を装着して人生を送る難病の患者、外来で慢性疾患のセルフコントロールのできない患者、末期の病状で人生最期の時間に遭遇している人たち……。病院臨床で遭遇するさまざまな看護の対象が、どんな状態であれ地域で暮らす人々だと考えると、その人の暮らしや人生にコミットして、地域のケアシステムに想像力を働かせ、疾患や症状、装着された医療機器や処置のみに目を奪われずに「生活を看る看護」を、臨床から進化させてほしいと思う。なぜなら、その人たちは、最期は「お家に帰る」人たちなのだから。

*

思い起こせば、オーストリアの哲学者イヴァン・イリイチが「脱病院化」を提唱したのは 1970 ～ 80 年代だったが、21 世紀の今こそ「脱病院化」で地域包括ケアを本格化させる時代になった。

「自律」してクリエーティブにパワーを発揮する、21 世紀のナイチンゲールたちに大いに期待し、本稿を応援歌としたい。

【参考文献】

- フロレンス・ナイティンゲール著、小玉香津子・尾田葉子訳：看護覚え書き 1859 本当の看護とそうでない看護，日本看護協会出版会，2004.
- 湯槇ます監修、薄井坦子他編訳：ナイチンゲール著作集（全 3 巻），現代社，1983 他
- 堀田聡子：オランダのケア提供体制とケア従事者をめぐる方策―我が国における地域包括ケア提供体制の充実に向けて，JILPT Discussion Paper Series 12-07，2012.

第 **2** 章

〈報 告〉

生活を支える
看護師たちの実践

＊本文中、緑色のバックは、特に「病院のナースに注
目していただきたい」ところを強調したものです。

第2章 報告 ▶ 生活を支える看護師たちの実践 ❶

活き活きと生きるのが「生活」
その生活を支える看護とは

エイジング・サポート

小林 悦子 ▶ Kobayashi Etsuko

一般社団法人 生活を支える看護師の会 代表
生活看護師
(株)エイジング・サポート プロデューサー

◆ 10年務めた幼稚園教諭からナースへ転身。2006年から特別養護老人ホームのナースとして「生活の場で生ききるための看取り援助」を確立した。特養施設長を経て、現在は(株)エイジング・サポートを中心に、高齢者施設等の看取り援助の仕組み作りをサポート中。2017年6月に一般社団法人「生活を支える看護師の会」設立し、代表。共著『いのちをつなぐ看取り援助～特養の介護を支える経営と看護から』がある。

　本書の編者でもある「生活を支える看護師の会」。その代表である小林さんは、特別養護老人ホーム（以下：特養）での看護の経験から、「今、"生活を支える看護"が求められている」と声を上げました。そして、その想いに賛同する"看護の仲間たち"と、多職種の仲間がつながり、支え合うための場づくりに毎月取り組んでいます。
　ここでは「生活を支える看護」とは、どのような看護なのか、なぜ、今必要とされているのかを、小林さんの体験ももとに詳しく述べていただきます。

　私は、10年以上前から特養で「終わり良ければ全て良し」の看取り援助を実践してきました。この活動を広めることがミッションとなり、現在は株式会社エイジング・サポートを中心に、「HAPPYな看取り援助」を広めるためのサポート（コンサルテーション）をしています。
　施設職員と家族がチームとなって人生をサポートする新しい看取りの文化は、介護の価値を向上させました。「死の援助」ではなく『生ききるための看取り援助』は家族を満足させ、職員は介護の仕事に誇りを持ちました。そして、そこでの看護は「満足して死んで逝くための準備と覚悟をマネジメントすること」であり、とても楽しかったです。
　その経験から思うのは、「その人の力を活かし、できる限り質の高い生活ができるような看護」を展開していくことが、今、とても必要とされていることなのではないか、ということです。その思いに至るまでの経緯を、

少し長くなりますが、私の半生とともに、振り返りたいと思います。

息子の難病をきっかけにナースへの道を歩む

● "天職" と思った幼稚園教諭の10年間

　家庭の事情で大学進学が困難となった高校時代、私はその挫折の中で「資格を取る」道として幼稚園教諭かナースかを迷い、結局、幼稚園教諭の道を選択しました。

　幼稚園教諭時代、もともと元気印の私は、幼稚園児たちにとってはガキ大将的存在でした。「子どもはケガしてなんぼ」と、山を駆けまわり、川に入り込んで、元気に生きていくための幼児教育を毎日楽しんでいました。10年間、幼稚園教諭を務めながら、自他ともに "天職" と感じ、この仕事を極めていくつもりでした。

● 息子が難病と知った絶望感の中で……

　その後、結婚した私は、幸せの真っただ中で出産しました。そして、生まれた息子が生後6カ月で「難病」と知りました。あの時の絶望感は、30年以上経った今でも「恐怖」以外の何物でもありません。

　息子は身体にできるアザの理由を検査するために田舎の病院で採血をしました。金曜日のことです。生後半年でプクプクしていた息子は、血管確保が困難で5カ所の血管に針を刺すことになったのです。表面の血は止まりましたが内出血が止まらず、結果、手足は腫れ上がり、高熱を出しました。内出血が止まらないことを、救急外来に相談しても原因はわからず、月曜日の血液検査の結果を待つように言われました。土曜、日曜、そして月曜の受診時にはすでに息子はグッタリしてしまい、大学病院に搬送です。そのとき Hb は 4g/dl を切っていました。

　「血が止まらない病気？　何、それ……？」

　幼稚園教諭として、「子どもはケガをしながら、生き方を覚えるのよ」と豪語していた私です。なのに、自分の息子はケガをしたら死ぬらしいのです。この日から息子と生きていくための戦いが始まりました。

● 「普通に生きること」を勝ち取るために

　「転ばないように注意してください。ぶつけてもダメです。（あやすために父親が持ってきた）ガラガラもよくありません。おもちゃは風船にしましょう」

　「硬いおせんべいは口を切るからダメ。もちろん、箸を自由に持たせる

のも危険です。おやつはタマゴボーロがよいですね」

そんな説明をしてくれる看護師さんは、息子のために風船を持ってきてくれた優しい方でした。そして、「神様は、こういう身体の子どもを『この人なら育てられる』という人に授けるのですよ」と真顔で言います。きっと、私を励ますための言葉だったのでしょう。

遺伝子学上の病気の原因は母親の私でした。でも、私自身、そんな病気があることさえ知らなかったのです。息子を病気にしてしまった罪深い母親です。両手足をベッドに縛られて輸血が続く息子です。泣き叫んでいるのに抱いてやることもできないのです。その苦しみから逃れるために、息子の口を塞いでしまおうかと思うほど、絶望の渦にのみこまれていた母親でした。そんな状態の私に、看護師さんは語り続けたのです。

あの看護師さんの名前も、顔も、声のトーンまで、今でも忘れていません。本当は言い返したかったのです。「私は普通の子どもがいい」と。

息子を育てるために幼稚園は辞めました。小さな田舎町では息子の病気は特殊であり、幼稚園も小学校も普通には扱ってもらえません。私たちは「普通に生きること」を勝ち取るために必死で戦いました。

それを支えてくれたのが「血友病友の会」（現在はヘモフィリア友の会）の皆さんでした。そして、その会につなげてくれたのは息子の担当医です。このネットワークの支えで、息子は普通学級に入ることができました。しかし、このとき「治らないものは治らないのだ」ということを知りました。これが私と息子にとっての"医療"だったのです。

● "生活"の側から看護の世界に入ってきた

徐々に息子の病気と共に生きることにも慣れてきた私は、医療の知識が欲しくなり、隣町にあった国立療養所附属の准看護学校で学ぶことにしました。このときはまだ「看護」という資格を職業にする予定はなかった37歳の准看護学生です。全日制の2年間、息子の状態が悪くなったら退学することが就学の条件でした。

主婦であり、自己注射の管理で息子を育てている私にとって、看護学校で学ぶことは日常の延長でした。その日常生活にエビデンスが補足されていくことが、楽しくて仕方なかったことを覚えています。

その後、私は看護を職業にしました。ここで思うのは「私は"生活を支える看護"に転身したのではなく、患者側から、生活側から医療・看護の世界に入ってきた」ということです。

そんな私ですが、「せっかく資格を取ったのだから」と総合病院に勤務し、

キーワード

"生活を支える看護"に転身したのではなく、患者側から、生活側から医療・看護の世界に入ってきた

看護学校を卒業して、病院の看護を経験してから訪問看護などの「生活を支える看護」に転身するのが一般的だが、このように「生活側から看護の世界に入ってくることで生まれる視点」を大切にしたい。

「医療を支える看護師」になりました。さらに 2001 年に、息子と東京に出て来てからは、看護職が「生計のための仕事」にもなりました。

「生活を支える看護」に導いてくれた特別養護老人ホーム

● 3 カ月だけのつもりで入った"特養"が転機に

こんな私の転機は「特別養護老人ホームとの出会い」です。

2006 年、勤務先の病院での院長交代劇に疲れて退職しました。老人ホームで少しのんびりしようと考え、派遣会社のお世話になりました。派遣先の希望を「有料か」「特養か」と聞かれ、「え？　特養って無料なの？」と聞き返すほど、何も知らない老人介護の世界でした。

当初、3 カ月間限定の派遣のつもりでした。3 カ月後には別の計画があったのです。しかし私は、そこに暮らすお年寄りの愛おしさに、すっかり魅せられてしまいました。命がけで生きているお年寄りが、こんな私にその「いのち（人生）」を託してくるのです。

そんな中、「小林さん、この人は病院へ行ったら治るのですか？」という介護職の純粋な質問が、私に「生活を支える看護師」になる覚悟を持たせてくれました。

特養にいらっしゃるお年寄りたちは、ここにたどり着くまでの間、たくさんの病気や障がい、悩みと闘ってきた方です。たくさんの医療に救いを求め、それが叶わずたどりついたところが特養なのです。

退去期限のない特養のスタッフは、覚悟をもってお年寄りたちの"いのちの時間"を大切にしなければなりません。「どこにも行きたくない」「ここで死にたいが、いいか？」というお年寄りからの問いに「いいよ、私たちに任せてください」とスタッフが答えられる施設づくりが、私のミッションになりました。

●「看取り援助委員会」から始まった多職種連携への取り組み

特養におけるナースの役割は、「お年寄り本人の生活を支えること」はもちろん、日常の生活援助を丁寧に実践してくれている"介護職"を支えることも担います。さらに、お年寄りを「施設に預けた」という罪悪感で下を向いている"家族"も支える役目が、私たち施設看護職には求められたといえるでしょう。

私はまず、多職種で連携する仕組みを整えるために「看取り援助委員会」

キーワード

介護職の純粋な質問が「生活を支える看護師」になる覚悟を持たせてくれた

病院に行っても治らないことがわかっているのに、病院に送る施設。高齢者のこのような状況をナースはまず介護職に知らせる必要がある。

第2章　報告▼生活を支える看護師たちの実践❶〜エイジング・サポート

049

を立ち上げました。この委員会で決めたことは"皆で決めたこと"ですから、誰かの指示でもなく、皆で考えていきます。

ある日、介護職のリーダーが「私たちは生活援助のプロです。生活は守りますから、看護職は"看護のブランド"を活かして、家族への"死の準備教育"を担ってください」と言ってくれました。介護職は私たちの"看護の価値"を認めてくれたのです。ここにおいて、「入居者に笑って生ききってほしい」という看取り援助の目標に向かって、多職種がそれぞれの役割を全うする仲間づくりというミッションが、私にとって「生活を支える看護」への覚悟となりました。

● 特養に向かない看護職たちの相次ぐ退職……

しかし、このミッションの最大の壁は「医療が一番！」などと考える特養のナースでした。

- ・介護職に「指示命令」を出したがるナース
- ・医療が介護より優れていると思っているナース
- ・老衰で食事がとれない人も「特養では暮らせない」と病院へ送ってしまうナース
- ・病院の看護師のほうが偉いと思っているナース

特養に勤めていながら、特養での生活を支えることを大切に考えられないこのようなナースたち。施設の方針に賛同できず、多くのナースが退職していきました。

私の考える「生活を支える看護」

ここで、私の考える「生活を支える看護」のキーワードを紹介します。

活き活きと生きるのが"生活"

生活の主人公は"その人"です。がんであろうが、認知症であろうが、「笑顔と感謝で生きていられたら幸せだ」と私は考えています。逆に、どんなに裕福でも、誰からも必要とされず、誰にも声をかけられずに暮らすのは苦しくて、とても幸せとは言い難いでしょう。

● "誕生日"はその人を活き活きとさせるヒントに満ちている

さて、特養において、私は看取り援助の仕組みを整えるために、お年寄りとたくさん話をしました。そして、"その人"の想いを聞き出す絶好のチャンスには"誕生日"を選びました。「お誕生日おめでとう」から、「何を食べたい？」「行きたいところある？」と聞いていき、その流れで「ど

キーワード

笑顔と感謝で生きていられたら幸せだ

病気や障がいを持っていても、笑顔と感謝で生きることができていれば、その人の生活はとてもよいものではないか。このように考える姿勢をナースならば常に持っていたい。

こで死にたい？」と尋ねます。もちろん笑顔でです。

お年寄りは、しっかりと答えてくださいます。「こんな話ができて、安心したよ」と言ってくれる方もありました。死ぬときの心配を、安心に変えることができたのだと思います。

このときの話をしている私は、ナースである前に "人" としての話をしているのですが、死に向かって、痛み、苦しみ、無様な姿になることを心配するお年寄りに「癒す医療」「支える医療」の存在をお伝えすることができたのは、やはりナースだからです。お年寄りも私の話を聞くことが、安心して生きていける材料となったようです。この安心して生きていけることが「活き活きと生きる」ことにつながります。そして、そこには「癒す医療」「支える医療」があるのです。

痛みが出たら、そのときに考えればよいではないですか？ 施設の看護職は「痛くなったら困るから」と、妙な先読みをしすぎて病院に連れていき、施設で生きていくお年寄りへの看護を放棄しないようにしてほしいと思っています。

● "看取り" に必要なものは「覚悟」

活き活きと生きる "生活" の延長線上に "看取り" があります。そして、人の人生は産まれる前から始まっており、人は、産まれたときから、死ぬ日に向かって生きているとさえ感じます。

"看取り" という言葉は、多くの日本人に「死の時」を連想させ、死にそうになったときに考えることだとタブー視していたように思います。しかし、いよいよ死にそうな人を目の前にしてからでは手も足も出ないのです。そのとき、冷静に「どうしたい？」なんて聞けません。

特養における看取り介護加算が算定できるのは「遡り 30 日」です。少なくとも 30 日前には、この課題について意向が決まっていることを介護保険制度が示しています。

これは家族、介護職、支援者たちが早い時期から方針を決めた上で、本人が生きることに専念できる体制づくりが必要だからであり、それが "看取りの時間" であると、私は考えています。

介護職が「死を怖がる」のを評論していても仕方がありません。老化の仕組み、死へのプロセス、生活を自分の力だけでは支えられなくなっているお年寄りに、心地よく生ききるケアの提供を関係者が共に考えることが求められます。このミッションが "看取り" に必要です。

「看取ろう」という目的に、医療処置などはほとんどいりません。しか

> **キーワード**
>
> **苦しくないように、痛くないように、淋しくないようにするための提案と実行は必要**
>
> 看取りにおいて医療処置は必要のないことが多いが、その人が苦しくないか、痛くないかは常にチェックしなければならない。そのようなときにナースは提案し、緩和ケアを実行する役割を担う。

し、高齢者に対して苦しくないように、痛くないように、淋しくないようにするための提案と実行は必要です。ここでナースの役割は大きいといえるでしょう。

高齢者支援にかかわる人は、高齢者の真の望みを追求しなければなりません。"看取り"の考え方は人それぞれでしょう。しかし、必ず訪れる死の日に後悔しないための「覚悟」は誰でも必要であり、それができてこその看取りであると思っています。

「病院の看護」とどこが違うのか

救命・治療が最優先である「病院の看護」

「病院における看護」と「生活の場における看護」、この2つはどこが違うのでしょうか？ まずは"目標"が違います。

治療か生活か？ で考えると、病院の最大のミッションは「我慢してでも治すこと」ではないでしょうか。患者は「治してくれ」と助けを求めて病院に来たのです。"その人"らしさや、家庭の事情を論じる前に、病院は目の前の生命を救い、治療を第一に考えます。「医師の指示」という医療の正論が大切にされ、看護はその治療効果が最大限に発揮できることを目標に掲げます。"その人"らしさも考えないわけではないでしょうが、優先順位は低そうです。

まして病院はなるべく長居はしたくない一定期間の仮の宿です。患者の「早く家に帰りたい」という希望を「では、がんばれ」という力に活用することさえあります。

"人としての見極めのスキル"が必要な「在宅の看護」

それに比べ、「生活の場における看護」のうち"在宅"は「自分の居場所」です。家はくつろぐ場所です。安心してオナラができるところです。「ここがイイ」と安心して暮らせる場所です。ましてや病院のように"外"ではありません。訪ねていく私たちこそが"外の人"なのです。そして、医師や看護師が管理する病院とは異なり、その家の"管理者"はその本人と家族なのです。

老々介護、独居認知症はもちろん、私たちナースにとってはいとも簡単な処置も在宅ではできないことだらけです。「本当ならば、○○が望ましいのだが……」と考えますが、その家でできる範囲の計画しか立てられません。

訪問看護を利用している場合は医療用語をもって病院と連携できますが、家族介護のみの場合には、まずは"本人・家族の力"を見抜くことが必要です。医師の説明をうなずいて聞いているからといって、理解・納得できているとは限りません。付き添う家族も同じです。

その環境の中で、みんなの力を生かせる工夫とサポートが求められます。その場しのぎの"点"のサポートは事故のもとです。点と点を結んで"線"になるサポートにします。できることならその線をつないで"面"にします。次に訪問するまでの間に困らないように環境を整えるのです。それを限られた訪問時間の中で行わなければなりません。

これは「看護学校や病院で学んだ医学・看護学」以前の"人としての見極めのスキル"だと思います。もちろん、病院においてもこのスキルが必要なのは同じですが、果たして病院は「患者を病室の主人公にしている」でしょうか……。概ねは患者側が病院に合わせているのです。

🍎 多くのナースの意識改革が必要な「施設の看護」

「施設」はまた少し異なります。例えば、特別養護老人ホームの場合です。建物はたいてい立派で、中にはナースもいます。健康管理のために医師も常駐ではありませんが配置され、協力病院とも連携しています。そして、この情報だけで「特養は病院と同じ」ように考えてしまう利用者の家族も多いのです。

しかし、定義として特養は、介護保険法上で「介護老人福祉施設」、老人福祉法上「特別養護老人ホーム」と規定されています。当然ながら病院のような医療法での運営ではありません。

特養では、ナースが浣腸をしようが、敵便をしようが、医療保険の請求はできません。同じように、健康管理の配置医師がレセプト請求できるのは、ごくわずかの部分だけです。配置医師は特養に嘱託医として雇用されている場合がほとんどであり、医療保険の訪問診療や往診とは制度が違うのです。

このことを理解できていないのは、利用者・家族だけではありません。特養で働く多くの医師も看護職も曖昧な認識のままの人が多いのです。私はそんな施設のナースに「自分の給与がどこから出ているか、知っていますか？」を考えてもらいます。そして、給料は施設が受け取る介護報酬の中から支払われていること、つまり"介護保険側の人"であることを認識してもらいます。その特別養護老人ホームのナースになりながら、"医療保険の場"である「病院へ順調につなげること」で満足しているナースの

キーワード

"本人・家族の力"を見抜くこと

医師の説明を聞いて大きくうなずいている患者・利用者本人や家族……。しかし、それは本当に理解しているのかどうかわからない。医療についての説明を理解する"本人・家族の力"を見抜くのが大切。

キーワード

特養で働く多くの医師もナースも曖昧な認識のまま

特養など介護保険3施設の収入はすべて介護報酬から支払われる。したがって、施設の職員の給料も介護報酬からということをわかっていない職員は実は多い。このことを理解して、自分が"医療"ではなく"介護"の場にいることを自覚させる必要がある。

第2章　報告▼生活を支える看護師たちの実践❶～エイジング・サポート

多いことに腹立たしく思う私です。

「お年寄りは医療を受けるな」などと言っているのではありません。

「あなたの看護の対象者は何を求めていますか？」

「あなたが看護を展開する"そこ"は生活の場ではありませんか？」

「あなたはお年寄りがその生活を維持・改善するための看護を担うのではありませんか？」

と私は問いたいのです。

多くの場合、嘱託医が対応する医療と特養ナースの看護と介護職の手厚いケアで、「病院に入院したくない」というお年寄りの望みを十分叶えられます。

細かいことですが、施設では「生活を支える」ために感染予防委員会の長になるのはナースです。しかし、「感染予防委員」ではなく「感染委員」と呼ぶほうがあまりにも多いのです。私たち施設のナースの役目は"予防"ですよ、と説明しても病院勤務時代からの「感染委員会」という言葉が使いなれているのでしょう。なかなか頭を切り替えることができません。これが施設の多くのナースの現実です。

「生活を支える看護」が実現できた Aさんの看取り

ここで、私を「生活を支える看護師」に育ててくれた特養の入居者Aさんの事例をご紹介します。Aさんからは脳出血で倒れてからの9年間を含め、たくさんのことを学ばせていただきました。

口からものを食べたい胃瘻のAさん

Aさんは71歳で脳出血を発症しました。その後、3年間は病院や老人保健施設で自宅復帰を目標にリハビリなどを行い、回復の努力を尽くしました。本人も家族も頑張りました。たくさんの励ましと看護に支えられた闘病生活だったようです。

しかし、Aさんの自宅復帰はかなわず、74歳のとき、特別養護老人ホームへの入居となりました。入居してからの数年間は熱が出るたびに入院をしました。これは家族の希望です。

Aさんは胃瘻が造設されており、自身のツバも上手に処理できません。微熱の原因は不顕性肺炎と考えられました。本人は病院が嫌いで「俺は大

丈夫だ。病院へ行ったら、また入院になってしまうから連れていかないでくれ」と、声を荒らげて訴えます。少しの熱は嘱託医での対応を提案しますが、家族の望みは「病院で医療を尽くしたい」なのです。

やがて、「施設の嘱託医の健康管理では不十分だ」と家族は言い始め、その不満は特養でのケアのあら探しにまで及びました。もはや介護職だけでは、家族への対応ができなくなる時期さえありました。

ナースの私は、家族の不満の源を探りました。まず、家族は「肺炎は治った」と病院で説明を受けて、「新品の肺」にまで治ったと勘違いをしていたようなので、解剖生理学をもって、肺炎は治っても以前の肺と同じようにはならないことを説明したものです。

また、家族が理解できる情報を丁寧に伝え続け、「家族看取り援助勉強会」にも誘いました。

「老いることを悪いことと思っていませんか？」

「老いに対していつまで敵対視して闘うのですか？」

こんな問いかけを加えながら、今のＡさんの身体を理解していただく努力をしましたが、家族にとっては「Ａの人生が変わって、まだ５年しかたっていない」のです。

現状を受容することはなかなか困難でした。しかし、入居４年目には、私たちの丁寧な対応に信頼感を築いていただき、家族は施設で生ききるための看取り援助に方針を変えました。

実はＡさんは、肺炎で入院していた病院で「口から食べること」を禁止されていましたが、胃瘻になってからも、隠れて口から食べていたのです。ただし、Ａさんが口からものを食べることは家族の希望でもあり、私たちの特養は「その希望を支えることができる」のです。すべての栄養を口からとることはＡさんには重労働ですが、好きなものを嗜好として食べる力は残っていました。

まして、本人は食べたいのです。この気持ちが最大の生きる力です。特養ではもう隠れて食べなくてよいのです。

このＡさんのケースを通して、家族の理解、Ａさんの意思はもちろんですが、「食べて生きることを支える力」を、私たち特養のスタッフは身につけていきました。

生ききるために「食べる力支援プロジェクト」を実施

介護保険は私たちにプロの力を求めてきます。かつて医療の役目であった「死の相談」が今では介護の役割になりました。そして、看取り援助を

キーワード

家族の望みは「病院で医療を尽くしたい」なのです

高齢者ケア施設の入居者が少し状態が悪くなると、その家族は「病院に入院させて十分な医療を受けさせてほしい」と要求することが多い。しかし、大切なのは"その人"本人の気持ちではないだろうか。

第2章 報告 ▼ 生活を支える看護師たちの実践 ❶ 〜エイジング・サポート

キーワード

最期まで生ききる力を支えるケア

看取り援助では"死"に対して援助するのではなく、"死"まで生ききることを援助することが大切。その人が生ききる力を支えるケアをすれば、安らかな看取りは自然とできる。

達成するためには「最期まで生ききる力を支えるケア」ができることが前提です。何もせず、ただ死亡時の対応ができることを看取り援助とは考えません。

介護保険制度上、加算項目として私たちは高度の介護技術とケアの実践を求められています。例えば「看取り介護加算」「経口維持加算（摂食嚥下機能評価）」「口腔衛生管理体制加算」などは、セットのものとして受け止めなければなりません。

口腔ケアで口腔の衛生を管理して誤嚥性肺炎で苦しまないようにします。口から食べて生ききる高齢者の摂食・嚥下の仕組みを学び、何が原因で食べることが困難になっているのかを評価した上で、その人の喉・全身状態に合った"食べるケア"を計画するのです。

もちろん、家族もチームの一員です。この「食べる力支援プロジェクト」の上に「死の援助ではない、生ききるための看取り援助」が実践できるのです。

Ａさんは自分の人生を選択しながら生きていました。「今日の体調はいかがですか？　お風呂の準備ができましたが、どうなさいますか？」の誘いを受けて「Yes」「No」と自己決定をしました。血圧が低くても、微熱があっても、いつもの様子ならば入浴できるチームの関係性も整えました。ケアをするのは施設職員ですが、職員を支えるのは家族との連携です。そのためには家族にはよいことも悪いこともすべての情報を提供していきます。こうして関係を深めていくことで、口うるさかった家族が、いつのまにか強い味方になっていきました。

娘の涙が証明した、Ａさんへの看取り援助の素晴らしさ

入居6年目。いつ呼吸が止まってもおかしくないような日が続きました。「何か、もっと何かできないだろうか」と考えた私たちは、Ａさんの大好きなビールを皆で飲むことにしました。

そして、いつも職員に感謝しているＡさんが「ありがとうよ」と言えるように、Ａさんが職員を招いたという設定でのビールパーティの開催を企画したのです。

2人の娘、家族代理の職員を前に、照れながら乾杯の音頭をとったＡさん。それぞれの精いっぱいの想いで笑顔があふれた数分間のビールパーティでした。そして、そのパーティの後、Ａさんは静かにニンマリしながら人生を納めたのです。

娘たちに抱かれてベッドに横になったＡさんは徐々に呼吸が浅くなっ

ていきました。そして、だんだんＡさんの顔から血の気が引いていきます。娘たちには「もういい。もう十分。逝くぞ」というＡさんの言葉が聞こえたそうです。

そんな状態でビールパーティなんて、「看護は止めるべき」「安静を守るべき」「死にそうな人に無理をさせすぎ」という考え方もあるでしょう。しかし、これはチームの皆で決めたことです。そのチームはＡさんのことを一番知っているのです。

娘たちは「こんな人生の終わり方ができるなんて、お父さんは幸せでした」と満足気に涙をこぼしました。その涙は「これでよかった」ことを証明してくれました。

Ａさんは何もしなくても数日の命だったと思います。精いっぱい生きた笑顔を私たちに示し、感謝の思いをしっかりと伝え、あんなに悩んでいた家族を満足させて逝きました。カッコよかったです。

嘱託医はクリニックの診療を終えてから来てくれました。死亡診断を終え、皆でにぎやかにエンゼルケアです。思い出話をしながら家族に最後の親孝行ケアをしていただくのです。職員が手際よく行うより、家族ならではの素敵なエンゼルケアとなりました。

⚜ "生活"を表す事例

入居仲間のお年寄りや職員との１時間ほどの"お別れ会"も大切な時間です。このときは家族にとって「施設に入れた罪悪感」が感動と感謝に代わるほどの"満足"を得る時間になるそうです。お互いを労い、お互いを褒め合い、死をもって「生きることの大切さ」を教えてくれたＡさんに感謝する時間です。

その後、迎えの霊柩車に乗る前には、家族は正面玄関であらためてお別れの挨拶をしました。父親がここで生ききったことを実感する時間となります。

それを支えてくれた職員、入居仲間への感謝も伝えられました。家族自身が「自分たちで看取ることができました」と満足を得ていました。そうです、施設は家族の役割を奪ってはいけないのです。

▽

脳出血で倒れてから９年、家族は「終わり良ければ全て良し」という気持ちだったそうです。「生活の中で生きて、死にたい」というＡさんの想いを皆で支えました。もちろん、必要な看護を尽くしてです。Ａさんのケースは、まさに死を迎えるお年寄りの生活を支えた特別養護老人ホームの事

キーワード

チームの皆で決めたこと

このケースのように病院ではとても実現できないような看取りも、施設なら可能。そのときには、本人・家族も含めて関係するチームの全ての人の心がひとつになっていることが重要になる。それができていればブレることはない。

第2章

報告▼生活を支える看護師たちの実践❶〜エイジング・サポート

例といえるでしょう。

病院のナースに伝えたい

● 病院のナースの "興味" って……

訪問看護師や施設の看護職は、病院のナースに対して「生活が見えていない」と言うことがあります。でも、「生活が見えていない」のではなく、その人の「生活に興味がない」のではないでしょうか？　あるいは、退院して、家に戻ってからの生活への責任・興味を持っていないのではないでしょうか……。また、病院のナースは、興味あるターゲットが、人ではなく「病気」なのではないのでしょうか。そして、それを患者に見透かされているため、情報を聞こうとしても患者側が本性を出さないこともあるように思います。

「ミニドクター」などと揶揄されるほど、医療の知識を語るナースが増えました。もちろん、連携する医師と会話もできないほどの無知はいけません。しかし、「ですよね！」と医師と盛り上がる前に「看護の視点での観察」「生活の中でのさりげない気づき」を発揮するほうが、"その人"の情報を盛りだくさんにする材料になるはずです。そして、そういう情報を大切にしてくれる医師やナースの仲間たちを病院内外でつくっていってほしいと思います。

● 「生活を支える看護」を見学・実習で学ぶ

では、「生活の中でのさりげない気づき」ができるようになるためには、どうすればいいでしょうか。

これはやはり "経験" がものをいうでしょう。介護業界では「これからの人生を支える」ために対象者の「人生歴」を本人・家族から聞いて "ものがたり化" しています。病気になる前のその人、障がいを持つ前のその人を知ることは「その人の生活に興味が持てる早道」と考えます。

病院のナースは、例えば特養にたった1日見学に来て、あらゆるところを回っても腑に落ちるまでにはいかないでしょう。それよりも1人の入居者の人生歴（作成されているもの）を学び、本人・家族と終日を過ごしてみるのがよいように思います。

そして、「病院内の研修・勉強会ではなく、たくさん外を見て回ること。地域に出て、生活を語り合う機会を持つこと」もとても大切です。そのような機会があったら積極的に参加していただきたいと思います。

キーワード

その人の「生活に興味がない」

病院のナースは「生活を見られない」のではなく、患者が退院した後の「生活に興味がない」から考えようともしないのかもしれない。入院日数が短縮化されている病院の現状を理解し、患者の退院後の生活に思いをはせるように、「生活を支える看護師」からのアプローチが求められている。

それから、何より大切なのは「看護学生時から生活の場での実習を行うこと」です。既に在宅看護論も行われ、訪問看護や施設での看護の実習も行われているようですが、"最低1週間"、生活の場での看護の実習を受けることが重要になると考えています。

在宅と施設での「生活を支える看護」の違い

ここまでは、主に特養など施設での「生活を支える看護」について考えてきましたが、同じ看護でも環境が施設と在宅（訪問看護）では若干違いがあります。少し整理してみたいと思います。

医師の指示が受けにくい「施設の看護」

- 特養の場合、入居者100人に3人の看護職が配置義務です。これは「ケアを3人でやりなさい」という想定ではなく、介護職が安心してケアができる仕組み・ルール・方法のマネジメントの中心を担うことが求められています。よって看護職の主な対象者は入居者本人より介護職となるのです。

- また、ナースだけでなく、相談員・栄養士など各職種が配置されているため多職種連携が瞬時にできる場が特養等の施設です。しかし、本人・家族を「多職種連携の中心」にすることが薄れがちであることに留意すべきです。

- 介護施設は「在宅である」という考えを持たないまま、病院と在宅の中間的と考えているナースが勤務しがちです。そのため、医療の考えを介護職に押し付ける場合があります。しかし、介護職はナースの部下ではありません。

- 誰でもできる「楽な仕事」と思っていたら大間違いです。医師の指示も原則ありません。指示待ち族には務まらない高度なマネジメントが必要な仕事なのです。

勇気に似た覚悟が必要な「在宅の看護」

- 個人宅へたった1人で入っていく覚悟を身につけているのが訪問看護師です。勇気に似た覚悟が必要な仕事です。

- 対象者は利用者本人とその家族が中心です。その対象者に直接看護を実践する役目を担います。

- その家の総合力を見極めた上で、支援方法をマネジメントすることが求

キーワード

看護学生時から生活の場での実習を行うこと

看護学生の在宅看護実習は「生活を支える看護」に初めて接する貴重な機会。日数を長くとっていない学校に「最低1週間」の施設を含めた在宅看護実習を行えるよう、実習の大切さを現場から訴えていきたい。

第2章

報告▼生活を支える看護師たちの実践❶〜エイジング・サポート

められます。

- 医療処置ができるからか医療処置をやりたがる人が多いと感じます。
- 経営と直結している場合など、「看護でなくてもできること」までを訪問看護でやってしまうこともあります。

▽

このように両者に若干の違いはあると思いますが、「箱（病院）に受け入れての看護」ではなく、「その人の生活の場に出向いての看護」という意味において、志は似ているように感じます。

地域包括ケアに向けて考えておきたいこと

● 「地縁」で支える看取り援助が必要になってくる

今、国は地域包括ケアシステムを進めようとしています。そのような状況な中、「生活を支える看護」を実践する看護職として考えておきたいことをまとめます。

地域包括ケアにおいては、「地域をまとめる役割分担」を明確化していかなければ包括的な取り組みに地域差・力の差が出てしまうと危惧しています。実際、介護施設では、今でも入居した先の施設方針次第で損したり、得したりという現状があります。「この地域で高齢者福祉を担う」と掲げながら「ケアが大変な看取りはやりません」という施設が多過ぎます。

そのような中、地域のとりまとめ役は「人生最後の砦」を担う能力のある「特別養護老人ホーム」が適任であると私は考えています。ここには多職種が存在し、連携・協働の仕組みが整っているからです。

高齢化社会ではたくさんの死への対応が必須です。この死への対応がお粗末であってはなりません。日本の介護保険制度が試される場面でもあり、介護の価値を高めるチャンスでもあります。

地域で生活し、在宅でのケア量が増えて来たら特養へ引っ越して看取りの日まで暮らす。または、特養の職員が「離れ」に行くようにその人の自宅へ出向いていく。そんなトータルマネジメントが実践できれば、「特養の持つ力」を地域で活かせると考えます。

同時に、核家族化などで身内が少なくなった特養の入居者に対しては、「地縁」で支える看取り援助を展開していきたいと考えています。在宅でも施設でも、もはや「血縁」家族だけで支える時代ではないようです。

2025 年はすぐに来てしまいます。少し強引にでも「できること」を増

キーワード

「人生最後の砦」を担う能力のある「特別養護老人ホーム」が適任

今、進められている地域包括ケアを実現するには多職種連携は欠かせない。連携においてはとりまとめ役が必要になるが、多職種が存在し、施設の中そのものに地域包括ケアのモデルがある特別養護老人ホームのナースにその役割か期待される。

キーワード

「地縁」で支える看取り援助を展開していきたい

今までは「血縁」だけでの看取りが可能だったが、独居高齢者の増加など、もはや「地縁」というつながりが必要になっている。その地縁を形成するためには、地域の施設のナースや訪問看護師の力が必要になる。

やしていこうではありませんか。

● 自費サービスの積極的な利用を広めたい

私のまわりには、自費サービスの活用を「悪いこと」のように考えがちな施設職員が多いようです。特養の基本報酬だけですべてを賄おうとすることが「正義」みたいな職員の考え方ですが、そんな時代ではありません。

自費サービスは、個人の生活を豊かにするために利用できるのならば積極的に使うものでしょう。家族の参加と自費のサービスの上手な活用で人生を楽しもうではありませんか。

例えば、「ウナギが食べたい」「旅行に行きたい」「コンサートに行きたい」などの外出支援はニーズがある自費サービスでしょう。その人の望みを叶えるための環境設定、予防、準備、不慮の際の対処先との連携などを、ナースが"看護の視点"で整え、場合によっては同行するサービスが「普通に選択できる」ようになってほしいと思います。

また、今は裏ワザのように行われているショートステイやデイサービスでの看取りの援助も、調整すればできることを実践してきました。在宅看取りの希望者が安心してショートステイやデイサービスを利用できるように体制を整えればよいのです。この仕組みづくりのマネジメントと担当医との連携こそ、医療保険制度と介護保険制度の両方を知っている看護の力の見せどころです。

制度は後からついてきます。みんなで協議して決めた「正しいこと」を実行していきましょう。

「生活を支える看護師の会」のめざすべき道

● 悩んでいるナースを救いたい

2015年に「生活を支える看護師の会」をつくり、2017年には一般社団法人となりました。「最期まで自分らしく生活できる社会」をめざし、看護師やあらゆるチームメンバーがつながる場づくりに取り組み、毎月イベントを行っています。ただし、「生活を支える看護師の会」の基幹メンバーは各自がそれぞれ別の組織で職務を担っているため、サークルのような運営しかできていないことが課題です。

私は、もともと看護職員として勤めていた特養を舞台に『いのちをつなぐ看取り援助〜特養の介護を支える経営と看護から〜』（エイデル研究所）という書籍を、共著で2013年に出版しました。これは施設で看取ること

に関しての「看護の参考書」がないことから始めた活動で、「生活を支える看護師の会」は、これがスタートとなっています。ここまでくる間に、「生活を支える看護」と「医療を支える看護」の区分けをしてもよいと考えたこともあります。

本書では、次項以降、この「生活を支える看護師の会」のメンバーが、今の思いを語っています。このように発信を続け、より社会に認められるような形にしたいと思っています。

毎月行っている「生活を支える看護師の会」のイベントや定例会議では、環境の違う場で働くナース同士の看・看連携はもちろんのこと、参加者の「生活を支える看護」へのより深い理解や、それぞれの成長を見ることができています。

「どうしてよいのか仕組みづくりができない」と悩んでいるナースを救うことも私たちのミッションであり、助っ人として出向いていくために、組織を整えているところです。

時には、スマートに生きるための道先案内人になりたい。また時には、1人で考えられない家族が倒れないように寄り添い、考えを引き出したい。生活を支える看護師が、笑顔で安心して、生きて死ねる日本を支える——そんな会に育てていきたいのです。

● 生きる場所も死ぬ場所も失ったBさん

病院のナースとも、もっと連携したいと思っています。病院のナースの力を借りたいのです。

先日も有料老人ホームの92歳の男性Bさんが、食事量が減ったために入院しました。そして、もっと食べられなくなりました。経管栄養を勧められた家族は「胃瘻は嫌だから」と経鼻栄養を選択しました。Bさんの、その先の人生がどうなるのかなどを考える力がないままの選択です。

頑固に生きてきたBさんは、鼻に入れられた管が不快で仕方ありません。必死で取り除こうとします。その結果、両手をベッド柵に縛られ、ミトンをつけられているそうです。見舞いに行った有料老人ホームのナースは「暴れて、疲れて、生きる力を失ったような眼をしていた」と話してくれました。そりゃ、そうなりますよね。

こうなることを、病院の医師やナースは想像できなかったのでしょうか？ いいえ、わかっていたはずです。何よりBさんの生活を支えていた施設の看護師はわかっていたストーリーのはずです。

結局、「経鼻経管の管理はできない」からと、Bさんは入院前の老人ホー

キーワード

「どうしてよいのか仕組みづくりができない」と悩んでいるナース

直接ケアの得意なナースは一般的に組織づくりを担うことが苦手といえる。そのようなナースを支援するのは、地域でネットワークをつくって看看連携を発揮しているナースだ。「生活を支える看護」のようなネットワークを持っているナースは孤立する人を助けたい。

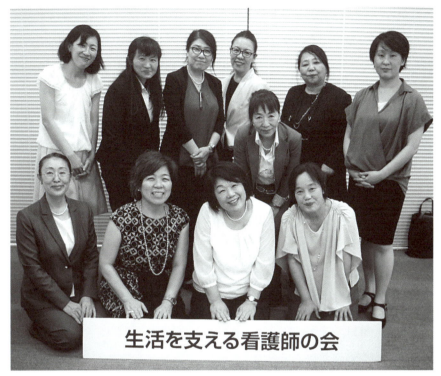

写真　生活を支える看護師の会一般社団法人化報告会の後、集まった運営メンバーたち

ムに帰ってくることができなくなりました。施設退居です。Bさんは帰る場所を失ってしまいました。生きる場所も、死ぬ場所も失ってしまったのです。今、路頭に迷った家族は激怒しています。有料老人ホームに対しても、病院に対しても……。

老人には医療を拒否する権利がある

　こうなる前に"看取り"について学び、考え、悩み、決めることを支えなければならないのが、現在の日本です。以前、「老人にも医療を受ける権利がある」と熱く語った人がいましたが、私は「老人には医療を拒否する権利がある」と思っています。自殺を認めるとか、何もしないとかの次元の低い話ではありません。場所の問題ではないとも思います。

　ただし、慈善事業ではない限り病院は「患者に医療を施して報酬を得る」のです。医療を求めていない人が行くところではないと考えさせられる、このBさんのようなシーンをたくさん経験してきました。私の失敗の歴史です。これを防ぐための役目を誰かが進めなければならないのではないでしょうか。病院のナースはその役目を医師に求めたがります。もちろん、医師が担うことを否定しませんし、医師自体が自分の領域として手放さない場合もあります。

> **キーワード**
>
> **家（在宅）で看取ると決めることは「生活を支える者たち」で決めてよい**
>
> 施設を含んで"自宅"での看取りを望む高齢者は多い。その希望を叶えるのは、その高齢者の「生活を支える者たち」だ。そこには家族はもちろん、「生活を支える看護師」たちも含まれる。悩む家族を支え、高齢者の望む自宅での看取りを実現するキーパーソンといえるだろう。

しかし、家（在宅）で看取ると決めることは「生活を支える者たち」で決めてよいのです。そのマネジメントを担うことの適任者が看護師であることを経験上も確信しています。高齢者の安心・安全を守っていくことも、「生活を支える看護師の会」のめざすべき道と考えています。

とはいうものの、会の活動拠点の必要性をはじめ、悩める看護師を支えるために依頼に応じてサポート部隊を派遣するなどの構想はありながら、進めることのできないボス（代表）であります。

＊

今、私は「生ききるための看取り援助」が日本中の介護現場で実行できることをめざして、研修・セミナー、コンサルテーションなどを担っています。この援助は、今まで多くの特養で入居者・家族の目からウロコが落ちた素晴らしい援助です。「変わる覚悟」のある施設は6カ月程度で大きく変わり、職員の笑顔も増えています。その笑顔を見ると、サポーターの私も100点をいただいた気分です。

しかし、初めから「変わる気」がない施設も決して少なくありません。「良い話だけれど、うちでは無理」と諦めてしまっている施設の関係者には、私は10点ぐらいの影響しか与えられていないのでしょう。でも、常に前向きな私はこう思います。

「ピンチはチャンス！」

これからも、HAPPYに生きて死ねる看取り援助を通して未曽有の高齢社会とガチで勝負してまいります。

第2章 報告 ▶ 生活を支える看護師たちの実践 ❷

"生活"は健康の土台
特別養護老人ホームで支えるために

特別養護老人ホーム プレミア扇

板倉 睦美 ▷ Itakura Mutsumi

社会福祉法人白寿会
特別養護老人ホーム プレミア扇
医務課 課長

◆ 倉敷看護専門学校卒業後、急性期病棟・訪問看護ステーション・居宅介護支援事業所・緩和ケア病棟・企業・有料老人ホームでの施設看護を経て、2012年より現職。

　准看護師として働きながら看護師資格を取得し、勤務した場所は、急性期・緩和ケア病棟・企業・訪問看護・有料老人ホームと、実にさまざまな場所で看護を展開してきた板倉さん。現在、特別養護老人ホームのナースとして「生活を支える看護」に取り組む中、家族の声を尊重して"病院に行かない選択の中で看取り"の事例も含めて、病院・在宅・施設での看護の違いについても述べていただきます。

　「特別養護老人ホーム プレミア扇」は東京都足立区南西部に位置する、2006年2月に誕生した区内初の全室個室ユニット型の特養です。ショートステイ・デイサービス・居宅介護支援・訪問介護を併設し、「信頼と共感により安心の輪を広げます」を理念に、在宅から施設まで総合的なサービスを地域の皆さんに提供しています。

　特に"地域"との結びつきを大切にしており、地域の町内会や医療機関、さらには保育園や幼稚園など、多くのご支援、ご協力を賜りながら、毎年、秋には「地域交流会」も開催しています（写真1、2）。

　利用者の"その人らしい暮らし"を支えるべく、お1人おひとりにとっ

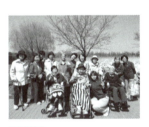
↑写真1
外出して地域の人たちと交流

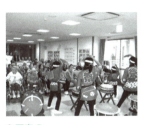
↑写真2
秋に行われる「地域交流会」

[スタッフ数] 看護職6人（常勤換算）含み約100人
[利用者数] 96床、ショートステイ9床、デイサービス
[設置主体] 社会福祉法人白寿会
[開設日] 2006年2月1日

[所在地等]
〒123-0873 東京都足立区扇1-3-5
TEL：03-3890-3333
http://www.100.or.jp/pog/

施設の概要

て最高のサービスをお届けできるよう、そして利用者とともに、地域とともに成長できる事業所をめざして、特別養護老人ホーム プレミア扇のスタッフ一同、日々励んでいます。

“生活” を体感できる場所で看護をしたい

● 急性期・訪問看護・産業看護……、さまざまな場所を経験

　私がナースへの道を志したのは、小学生時代の祖父の一言でした。胃がんで他界した親代わりであった祖父の「睦美は看護婦さんになれば……」の言葉を何も考えず、そのまま受け入れ、高等学校衛生看護科へ進学し、准看護師となりました。

　急性期病棟で働きながら看護専門学校に通い、1984 年に卒業とともに看護師免許を取得。一度は専業主婦となって看護の仕事から離れましたが、1996 年に学生時代にお世話になっていた病院の健診事業部でナースとして再スタートを切りました。

　その後、訪問看護師（ケアマネジャー兼務）→急性期病棟→緩和ケア病棟→産業看護師と、さまざまな場所を経験し、上京を機に有料老人ホームのナースとなりました。そして、2012 年より現在の特別養護老人ホーム プレミア扇に勤務しています。

● 「患者が主役になっていない……」と感じて

　フロレンス・ナイチンゲールは、その著書『看護覚え書き 本当の看護とそうでない看護』（日本看護協会出版会）の中で
「看護が意味すべきことは、新鮮な空気、光、暖かさ、清潔さ、静かさの適切な活用、食物の適切な選択と供給——そのすべてを患者の生命力を少しも犠牲にすることなく行うことである」
と言っています。

　患者の生命力、つまり患者自身が主役にならなければいけないのに、看護専門学校で学びながら働いていた病棟看護の中では、医師の治療方針が先に立ち、患者自身が主役になってはいないことを漠然と感じていました。このときは、私の看護観・知識・技術など、全てにおいて自分自身が未熟だったせいもあると思います。

　しかし、専業主婦となって、日々の暮らし、子育てや近所づきあい、PTAや地域の活動等の経験を通して、「人間の幸せに直結する “健康” は、身体だけみていては不十分だ」と実感したのです。

キーワード

患者自身が主役にならなければいけない

　医療・看護はなんのためにあるのか——患者のため、ということは皆わかっているのに、それがなかなか病院という世界ではできないでいる。施設・在宅という「生活の場」ならば、患者主役の看護を提供することに近づける。

そこで再就職に当たっては、健診事業部で少し働いた後、"暮らし向き"を体感できる訪問看護の道に進みました。

私の考える「生活を支える看護」

ここで、私の考える「生活を支える看護」のキーワードを紹介します。

"生活" は健康の土台

ナイチンゲールは、前述の『看護覚え書き』の中で、人間の生命は人間の生活のあり方によってその質を変化させ、健康をめぐってさまざまな状況をつくり出していく、という看護観も展開しています。

私もこの看護観に共感をおぼえます。「健康第一」とよくいわれますが、その健康を生み出すのは"その人"の生活がよりよいものでなくてはならず、そういう「生活を支える看護」ができるよう努力しています。

1人ひとりの "生活" に真剣に向き合いたい

特養は要介護度の高い高齢者が入居しています。今はなかなか元気ではつらつな姿を拝見することはできませんが、激動の昭和を生き抜き、今日の私たちの生活の基盤を築いてくださった先人の皆さんです。皆さんとお話をしている中で、ふとした「生活の知恵」や「人は儚いもの」と教えられたり、お年寄りならではの豊かな人生を感じます。そういう皆さんへの敬意は常に忘れないようにしています。

特養は"終の住処"です。しかし、看取りのための施設ではなく、生活の延長線上に"看取り"はあるものと考えています。今まで多くの方を看取ってきました。その人らしくよりよく生き抜いた最期を看させていただける感謝を忘れないようにしたいと思っています。そして、だからこそ1人ひとりの生活に真剣に向き合うことを大切にしています。

> **キーワード**
>
> **今日の私たちの生活の基盤を築いてくださった先人の皆さん**
>
> お年寄りは、戦後、傷ついた日本の復興、そして経済発展による豊かな世の中に力を注いだ先輩たち。今の自分の生活は、この方たちの存在なしではありえなかったことを心に刻みながらケアをしたい。

「生活を支える看護」を実感できたCさんの看取り

ここで、私に「生活を支える看護」を実感させてくれた特養入居者Cさんの事例をご紹介します。

「父にとって今は食べることだけが楽しみなんです……」

特別養護老人ホーム入居中の80歳代後半男性のCさん。認知症もあり、

誤嚥性肺炎を繰り返していました。

　何度目かの発症の折、家族は
「入院すると食べられなくなるので入院はさせたくない」
「父にとって今は食べることだけが楽しみなので長い間、絶飲食にするのはかわいそうだ」
と施設での最低限の治療だけを望みました。確かに、入院すれば当然1〜2週間の絶食があり、点滴や酸素マスクをいじらないよう手を拘束されてしまうことでしょう。

　そこで、施設スタッフは家族の意向に沿い、「施設での生活を続けながら療養するにはどうしたらよいか」を考えました。

✚ 適切な口腔ケアと肺ケアでCさんの日常を支える

　まず、配置医師の指示の下、抗生剤の点滴や口腔ケア・肺ケアを行いながら、Cさんがきちんと覚醒して飲み込みができるときには、とろみ付きの水分から始め、プリンや水羊羹などを食べていただきました。3〜4日後には症状も緩和し、食事も食べられるようになりました。

　点滴のときもできるだけ拘束はせず、スタッフが横で記録等のデスクワークをしながら見守りをして針の自己抜去のリスクを回避しました。

　また、肺ケアも初めはスクイージングをしながら鼻腔から吸引をしましたが、咳反射が出てき始めたので、いつまでも吸引器に頼って自力で喀出できなくなるのを回避するために、吸引チューブで刺激をするようにしました。Cさんには自力で口まで痰を出してもらい、それを吸引するようにしました。

✚ 入院していたら、おそらくできなかったCさんへのかかわり

　それに加えて、いつもかかわるスタッフが声をかけ、笑顔を見せ、飲水・食事・排泄の介助をしました。認知症があって精神的な不安も持ちやすいCさんにとって、これらの日常的なケアは、何より安心ができたと思います。

　そんなことを何度か繰り返し、最期は施設で娘さんと一緒に看取りをさせていただきました。

▼

　Cさんが入院するのを回避できたのは、娘さんの「口から食べさせたい」という一言でした。"食べること"はまさに生活の1シーンです。最期まで、ナースの注意深い観察とともに、スタッフは皆でCさんの"食べること"を支えました。「生活を支える看護」ができたと実感したCさ

キーワード

施設での最低限の治療だけ

　医療処置の必要がなく、ただ自然に看取りを迎える状態の人でも、病院に行けば何かしらの医療処置を行わざるを得ない。しかし、特養であれば「最低限の治療のみ」で、穏やかな最期を迎えるまで、その人の生ききることに寄り添うことができる。

んの事例です。

「病院の看護」と「生活を支える看護」

「百聞は一見に如かず」を実感できる「生活の場」

病院では"治療"に専念できるようにケアすることが優先順位として高いと思われます。しかし、特養・介護老人保健施設などの施設や、訪問看護の現場である在宅では「生活を続けるにはどうしたらよいか」を考えることのほうが優先されます。当然、看護の機能としても「診療の補助」よりも、「療養上の世話」に重点が置かれます。

例えば、病院のナースが「生活を見る」ためには、ただ本人・家族、あるいは地域のナースの"言葉"だけを理解しようとしても難しいでしょう。五感を使い、感じ、想像しなければ理解はできないと思います。それは病院では物理的に難しいのかもわかりません。まさに「百聞は一見に如かず」なのです。

実際、「生活の場」である特養でも、入居者・利用者とのコミュニケーションの中から"努めて"理解しようとすること、多職種からの情報を"積極的に"得ようとすることは、忘れてはならないことであり、大切なことであると日々感じています。

病院のナースにお願いしたいこと

そのような中で、私が病院のナースにぜひトライしていただきたいと思っていることをまとめてみます。

①訪問看護の1日体験に参加する（地域のナースは声をかける）

②特養・老健などの施設に見学にいく

③施設の入居者が入院をしたときには、施設ナースにその人の処遇を含めた生活に関する情報をもらうようにする

在院日数短縮化など多忙を極めていて難しいとは思いますが、まず"地域"の現場に一歩踏み出していただきたいと思います。

在宅と施設での「生活を支える看護」の違い

"環境"に対する配慮が必要な施設での看護

私は以前、訪問看護も経験しており、在宅・施設の両方の看護の経験があります。その経験から思い起こすのは「環境への配慮の差」があるとい

キーワード

地域のナースの"言葉"だけを理解しようとしても難しい

「退院した患者がどのような生活を送るのか」について思いを馳せる病院のナースも増えている。しかし、地域のナースからの情報も含めて、どんなに想像をしても本当に理解することは難しい。それでも、地域のナースは根気よく病院ナースに、地域での生活を伝え続けることが大切だ。

> **キーワード**
>
> **違う環境を受け入れなければならない入居者のストレス**
>
> 病院と比較すれば、自宅に"近い"はずの高齢者ケア施設。住み慣れれば、そこが自宅の部屋と同じようになってくるはずだが、やはり転居当初は"違う環境"だ。そのストレスの程度をしっかり理解して、体調の変化に現れていないかどうかチェックするのは施設のナースの大きな役割。

うことです。まず、施設は「入りたくて入居されている方はほとんど皆無」ではないでしょうか。「仕方なく」が本音だと思います。住み慣れた自宅から離れて、違う環境を受け入れなければならない入居者のストレスは大なり小なりあります。

一方、在宅での療養は本人や家族が望んでというケースが多いと思いますし、住み慣れた所なので環境に対するストレスも少ないでしょう。このような背景から、施設では環境に対する適切な配慮も「施設での看護」の中に含まれると考えます。

● 細かな点で違う在宅と施設

利用者1人に対してかかわる人数が在宅の場合は少人数で、施設は多人数になる違いがあります。そのため施設ではケアの統一が難しい面があり、家族だとOKで、介護職だとNGという医療行為もあります。

衛生用品の処理等も、家庭では家庭ごみで処理できるのに、施設では医療廃棄物になるなどの決まりがあります。

もう1つ、施設看護は「予防看護」に重きを置いているところがあります。これも介護予防訪問看護の利用が少ない訪問看護との違いになるといえるかもしれません。

地域包括ケアに向けて考えておきたいこと

● 特養という一施設のナースとしてだけではなく

今、国は地域包括ケアシステムを全国に展開しようとしています。これがどのようになっていくのか、現在、私は具体的なイメージを持つことはできないでいます。

厚生労働省が打ち出した地域包括ケアシステムの実現に向けて、
「地域の人々のニーズはどこにあるのか？」
「この地域の特性は何なのか？　どんな社会資源があるのか？」
など、自分自身がもっと考えを整理しなければいけないと思っています。そのとき、特養という施設のナースとしてだけではなく、社会福祉法人のスタッフとして何ができるのか、やるべきことは何なのかを、しっかり見極めて行動に移していきたいと思っています。

● 元気をもらう「生活を支える看護師の会」

そういう疑問の多い私にとって、「生活を支える看護師の会」の皆さんは、同じ志を持つ仲間です。定例会では、皆さんからの知識や情報が得られて

参考になります。また、困っているときに相談すれば、多くの知恵と叱咤激励をいただきます。「生活を支える看護師の会」で、熱いパワーをもらい、それは翌日からの活力になります。

*

今の私の看護に点数をつけるとすると、55点くらいだと思います。まだまだ十分ではありません。

施設のナースとして「生活を支える」思いを、論理的かつわかりやすく、多職種に伝え切れていない気がします。これは"思い"だけでなく、自分の思い浮かべる方法論や体制づくりにもいえます。

施設では"ナースだけ"で入居者・利用者の生活を支えることはできません。スタッフ全員が一致団結して入居者を支援できる体制づくり・環境づくりをしていきたいと思っていますが、思うように進んでいないのが現状です。

今後は、基本に忠実に根拠を踏まえたケアをしていくとともに、施設の体制を見直し、暮らしやすい施設・働きやすい施設をつくる努力をしていきたいと考えています。また、社会福祉法人のスタッフとして前述したように、どんな年齢層にも暮らしやすい地域をつくることに取り組んでいきたいと考えています。

キーワード

社会福祉法人のスタッフとして

特別養護老人ホームは、比較的規模が大きいところが多く、社会福祉法人立であれば、その性格上、地域とのつながりの拠点となってほしい存在。病院・訪問看護ステーション・高齢者ケア施設など、地域の社会資源をまとめる役目を担ってほしい。

第2章 報告 ▶ 生活を支える看護師たちの実践 ❸

病気や障がい、加齢などの変化があっても、自分らしく暮らす

からだ学びサポート

桑原 紀子 ▷ Kuwahara Noriko

からだ学びサポート
代表

◆ 看護学校、助産師学校卒業後、総合病院の産婦人科病棟で分娩介助や育児支援、婦人科疾患を含む女性の周手術期・終末期看護に従事。その後、一般企業での健康電話相談・情報管理、看護専門学校の専任教員を経験後、2011年に独立。介護職や介護福祉士養成課程、地域住民向けの学習支援を行いながら、電話健康相談員として、また、2017年からは訪問看護師としても活動中。

　助産師として病院に勤務後、電話健康相談に従事し、「生活の場」からの直接の訴えに対応する中で、適切な状況把握と自己決定支援の力をつけた桑原さん。その経験を生かして看護教員を務めた後、実母の看取りをきっかけに介護職や地域住民を支援する「からだ学びサポート」を立ち上げました。ここでは施設・在宅での看護を提供するのとは違った立場で「生活を支える看護」とは何かを述べていただきます。

　私は現在、「からだ学びサポート」を主宰し、フリーの研修講師として介護福祉士養成課程や介護事業所の研修、地域住民向けの健康教室などを担当しています。
　介護が必要になった方の日々の生活を主に支えているのは、家族や介護職の皆さんです。さまざまな人生経験をもとに、対象者の生活に合わせた日常生活支援を行いながらも、このような方法でよいのかと悩む介護者と接することが多くありました。
　そこで、「介護をする人を応援したい」という思いから、助産師や看護師として健康教育にかかわり、看護教員として学習支援を行ってきた経験

施設の概要

❖「からだ学びサポート」では、事業所向けの研修支援、各種セミナーの開催、初任者研修・実務者研修などの講師を務めるとともに、インターネット上で、楽しく介護のシゴトをするための知恵袋「介護のプロ道場」を開設している。

［開設日］2014年4月1日
［所在地等］
東京都台東区
info@kaigopro-dojyo.com
http://kaigopro-dojyo.com/

を生かすことを考え、講師活動とともに、インターネットのサイトやメルマガで情報発信（写真：介護のプロ道場）をしています。

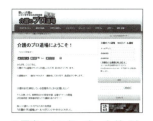

● 写真：インターネットサイト
「介護のプロ道場」
http://kaigopro-dojyo.com/

介護する人を支えるナースになるまで

「生活を支える看護」の原点は助産師学校

高校生の頃に足の爪を剥がすケガをしたことがありました。そのときに「処置をする看護師さんによって痛みの感じ方が違うのはなぜだろう？」と不思議に思ったことがナースに興味を持ったきっかけです。

その後、公立病院付属の看護学校に入学して、現場で働く先輩方の表情や会話の仕方、処置の工夫によって、患者の苦痛や不安が和らぐ様子を目の当たりにし、私はますます看護の魅力に引き込まれていきました。しかし、就職予定の病院では、数年ごとに部署を異動することが多かったので、「同じ領域で看護を続けたい」と思い、そのまま助産師学校に進学することにしました。

そんな理由で進学した助産師学校でしたが、今思えば、助産師学校で受け持った方の自宅に訪問し、地域で新たな家族を迎えて暮らしていく支援を学んだことが「生活を支える看護」の出発点だったと思います。

「生活の場」からの声への対応を学んだ"電話健康相談"

助産師学校を卒業後、地域住民のための病院で、出産・育児支援、婦人科看護に従事していました。しかし、持病の腰痛が悪化して病院を退職し、知人の紹介で電話健康相談を行う企業で働くことになりました。

電話健康相談は、「生活の場」から直接、電話で症状や病気、健康増進に関する相談を受けるため、適切な状況把握と自己決定のための情報提供が求められました。ここでの経験は、その後、再び病院に勤務し、近隣の診療所や助産院、自治体と連携した育児支援の活動や、それに続く看護教員としての看護教育に携わる原動力になったと思います。

看護専門学校では、専任教員として母性看護学の講義と実習、基礎看護学の演習と回復期リハビリテーション病院での実習指導を担当しました。この頃、母が膵臓がんで入退院を繰り返すようになったため、看護に専念するために退職しました。

母の死をきっかけに、高齢になっても障がいをもっても自分らしく生きていくにはどうしたらよいかを考えるようになり、介護職の学習支援や地域住民の健康づくりにかかわるようになりました。そして生活の場にいる

人を支援する活動として、今でも電話健康相談を続けています。

私の考える「生活を支える看護」

ここで、私の考える「生活を支える看護」のキーワードを紹介します。

病気や障がい、妊娠・出産、加齢などの 変化があっても、自分らしく暮らす

さまざまな要因により、健康レベルが変化し、今までの生活を維持することが難しくなったとしても、セルフケアの支援を受け、医療・福祉サービスを活用して、その人の価値観・習慣・役割、家族との関係などを踏まえて、今までの生活に近い、または新たな価値観に基づいた暮らしを続けることが大切なのだと思います。そして、「生活を支える看護」とは、その暮らしができるように“その人と家族・周囲の人々”を支援することだと思います。

● 本人・家族、多職種のハブ的役割を担うナース

「生活を支える看護」において、特に熟練された黒子のような役割を求められているのが“看取り”です。本人や家族の心身の苦痛を和らげ、双方の意思表示と受容を、その人そのときに合わせた適切な距離感を持って、裏方としてそっと支えていきたいものです。

終末期の生活支援やグリーフケアも含めて、医師・介護職・ケアマネジャーなど、本人や家族をとりまく人々のハブ的役割をナースが担うケースも多いと思います。

キーワード

その人そのときに合わせた適切な距離感

看取りのときだけでなく、すべてにおいてナースに求められるのが、この距離感である。どのくらいの距離感が適当なのかを、出会ってなるべく早い時期に把握できるかで、そのナースのスキルの高さがわかる。

「病院の看護」と「生活を支える看護」

● 「生活の様子を目前にするか」が大きな違い

患者の価値観や習慣、家族内での役割などを含めて、“その人”らしい生活を支えるという点では病院も地域も違いはありません。両者の最も違うところは「生活の様子を目前にするか」どうかだと思います。しかし、病院では以前に比べて、健康上の課題だけに焦点を当てることが多くなったような印象があります。

病院は「非日常の場」であるため、“その人”の生活を知るためには、意図的に情報を得る必要があります。一方、地域では「生活の場」にナースが赴くので、その人の生活を五感で感じた上で、支援の方法を考える

ことができると思います。

病院自体に欠けている「生活を支える視点」

地域のナースからは「病院のナースは"生活"が見えない」という声をよく聞きます。本当にそうなのでしょうか？

看護基礎教育では、生活者としての対象者の全体像を把握に努めて看護を提供することを学習しています。そのため、疾病に関することだけでなく、患者がどのような価値観を持ち、どのように暮らしていたのかなど、「生活を支えるための視点」は持っているはずです。

看護師養成課程カリキュラムに「在宅看護論」が設置されてから、既に20年経過しています。この在宅看護論を履修しているナースが病院の中に多くなっているにもかかわらず、病院での様子しか見ていないということであれば、これはナース個人の資質だけが原因ではないでしょう。病院という組織として「生活を支える視点」を持たずに看護をしているのではないかと思います。

病院のナースにトライしていただきたいこと

そのような中で、私が病院のナースにぜひトライしていただきたいと思っていることをまとめてみます。

・看護師長などの管理職が、退院前の一時外出に、退院調整看護師や訪問看護師と共に同行し、患者のこれからの生活と退院前の準備について検討する。
・病棟のケースカンファレンスに訪問看護師を招く。
・都道府県看護協会地区支部で、病院・診療所・訪問看護ステーション・介護施設など地域に勤務するナースによる事例検討のワークショップを行うよう声をかける。

父の入院で感じた
病院でも実践できる「生活を支える看護」

病院でも「生活を支える看護」は実践できます。私がナースとしてかかわった事例ではないのですが、父の話を紹介させてください。

▽

入院中、唯一の楽しみであったテレビが見にくくなり……

抗がん剤の治療をしていた父は、食欲の低下とともに、急にがんが進行してしまい、急性期病院に入院することになりました。

キーワード

病棟のケースカンファレンスに訪問看護師を招く

在院日数の短縮化が進む中、近日中に退院する患者がいない場合でも、病棟のカンファレンスに定期的に訪問看護師や施設のナースが参加することができれば、その地域での看看連携は飛躍的に伸びるだろう。お互い多忙な中ではあるが、ぜひ実現してほしい試みだ。

ある日、病院に行くと、ナースステーション近くの病室に父が寝ている様子が見えました。ドアもカーテンも開けたままでしたが、部屋の前を通るナースに気に止める様子がなかったので、何があったのか尋ねると「朝、ベッドの下にしゃがみこまれていたため、観察が必要なので、このようにしました」と説明がありました。

父の唯一の楽しみであったテレビは、首を大きく曲げないと見えない場所にあり、父は入り口から顔を背けるように寝ていました。その後、ナースの了承を得て、私はベッドや床頭台の位置を移動しました。翌日からカーテンは閉められていましたが、がんの進行もあり、父が自らテレビをつけることはなくなっていました。

✤ 病室という限られた空間の中でも「生活」を思うことはできる

しかし、あるナースは父の勤務先だった場所が病院から近いことを会話の中から汲み取り、病室の窓から外が見えるようにベッドの位置を変えてくれました。

その他にも、番組表に印がつけてあることに気づき、いつも見ているチャンネルに合わせてくれたり、孫や愛犬の写真をよく見えるように配置をして会話をしたり、毎日の習慣である整髪を続けるべく、櫛や鏡を手渡したりと、父の今までの暮らしに寄り添う看護をしてくれていたと思います。そのナースが担当の日は、父の表情も明るく、夜、見舞いに行った私に日中の様子を話してくれることもありました。

このように病室という限られた空間の中でも、好みや習慣、人生のエピソードの情報を得て、最期までその人らしく過ごせるように支えてくれたナースもいましたが、全てではありません。さまざまな事情で父は人生の最期を急性期病院で終えることになりましたが、もし家で過ごすことができたなら……と、今でも想いを馳せてしまいます。

> **キーワード**
>
> **そのナースが担当の日は、父の表情も明るく**
>
> 病院で、このような「生活」に思いを馳せることができるナースを見つけたら、積極的にかかわりを持って患者の満足を伝えたい。そのナースのモチベーションも上がり、「患者の暮らしに寄り添う看護」が病院内に波及する可能性もある。

地域包括ケアに向けて考えておきたいこと

地域の看護は、よく"施設"と"在宅"で区別されることがあります。確かに、特別養護老人ホームなどの施設は「生活の場」ではありますが、やはり同時に多数の対象者の看護をする必要があるので、自宅に伺う訪問看護などの在宅の看護とは異なるのではないかと思います。しかし、両者とも国の進めている地域包括ケアシステムの展開では欠かせない重要な社会資源です。

ところで、この地域包括ケアについては、地域によってシステムの形も、構築のスピードも異なると考えています。その中で、健康レベルとその変化に応じた地域包括ケアシステムの構築を円滑に進めるためには、病院・訪問看護ステーション・高齢者ケア施設・保健所など、さまざまなところに点在しているナースが、その地域で密接につながる必要性があると感じています。

　また、地域包括ケアが広まってくると、例えば「高齢者住宅に常設の看護コンシェルジュ」が必要になってきたり、潜在ナースも活躍できる「暮らしの保健室」のような場所が期待されると思います。

「生活を支える看護師の会」への期待

　「生活を支える看護師の会」のように、志あるナースが、実際に集う場を設けたり、SNSの活用などでネットワークのきっかけをつくるとともに、前述した都道府県看護協会地区支部で、病院・診療所・訪問看護ステーション・介護施設、地域に勤務するナースが、事例検討のワークショップを行うことも、生活を支える看護師が実働するネットワークになるのではないかと思います。

　私にとって「生活を支える看護師の会」は、さまざまな場所で活躍するナースと情報交換をすることで、自分の看護観を再認識することができる場です。そして、自分なりの「生活を支える看護」の方策を練るために欠かせない集まりとなっています。

＊

　今、私自身の「生活を支える看護」の実践を数値で表すと70くらいでしょうか。電話健康相談や、地域住民向けの健康教室でのセルフケア行動への支援、介護職への学習支援に加え、2017年より訪問看護の職に就きました。

　遅咲きの新人訪問看護師としても、他の仕事でも、チームで生活を支援するにあたり、知識のみならず「知恵」の共有をどのようにしたらよいか、課題を感じています。

　これからも、さまざまな健康レベルにある人の生活を支えるべく、日々奔走していきたいと思います。

> **キーワード**
>
> **点在しているナースが、その地域で密接につながる必要性**
>
> 　地域包括ケアシステムの中で医療にも介護にもつながることができるナースの存在は大きい。地域に点在しているナースがつながることで、地域包括ケアが飛躍的に進むことは十分に予想できる。

第2章 報告 ▶ 生活を支える看護師たちの実践 ❹

その人が望む生き方を全うするために必要な「life 生命と人生」

東京医療保健大学 東が丘・立川看護学部看護学科

日髙 未希恵 ▶ Hidaka Mikie

東京医療保健大学
東が丘・立川看護学部看護学科
臨床看護学コース 看護基盤学 助教

◆防衛医科大学校高等看護学院卒業後、宮崎大学医学部附属病院、宮崎県立宮崎病院、宮崎県立延岡病院で主にICUや手術室で勤務。2011年医療法人社団悠翔会などを経て、2014年より東京医療保健大学東が丘・立川看護学部非常勤助手、2016年より現職。

　大学附属病院、公立病院で急性期医療の代表ともいえる手術室・ICUでの看護を積み重ねる中で、ある患者との出会いで「生活を支える看護」に気づいた日髙さん。今、大学で若い学生たちに「暮らし慣れた地域で、その人が望む生き方を全うし、その人らしい最期を迎えること」、そして、そのサポートをすることの大切さを教えています。研究者の立場で、地域包括ケアシステムにおける看護についても詳しく触れていただきます。

　私は東京医療保健大学 東が丘・立川看護学部に所属しています。本学は、2学部4学科、1専攻科及び大学院修士課程・博士課程を有する医療系大学です。私の現在の専門は看護基盤学で、公衆衛生学の講義などのほか、臨床検査学演習や基礎看護学実習、統合実習なども担当しています。また、本学では、確かな看護の実践能力を持って発展的に未来の看護を創造できるナース、個人を個だけでなく集団からも捉える、地域社会に目が向けられるナースの育成もめざしています。

「生活を支える」ことを患者から学んで

● 「普段の生活」が大切と教えてくれた患者Dさんとの出会い

　私は女性が自立して働いていくことを考え、看護学校に進学しました。看護学校卒業後、新人時代は外科病棟勤務を経て、呼吸器内科病棟で勤務しました。3年目になり、患者のDさんとの出会いが私を変えてくれたよ

うに思います。Dさんは、まだ50歳代の肺がん末期の方で、苦痛が大きくても決して弱音を吐くことなく、周りの人に気を遣い、冗談を言って笑わせようとされていました。そんな父親であるDさんを、家族は必要以上に病人扱いをせず、支えていました。

亡くなる数日前、Dさんは「日髙さんを呼んでもらっていい？」とナースコールをされました。お部屋に伺うと補助呼吸をしてもらいたいとのことでした。「日髙さんのやり方でないと、息が楽にならない」と苦しそうに話されるのです。苦しそうなDさんを見て、家族もまたつらそうに背中をさすっていました。

当時の私は呼吸理学療法のスキルが不十分だったため、資格を持つスキルのあるナースが行ったほうがいいのではと思いましたが、すでにその資格を持つナースが実施した後の訴えでした。私は「Dさんに何ができるだろう」と考えました。未熟な呼吸理学療法を実施しながら、傍にいる家族といつも通り、Dさんを囲んでお話をしました。奥さんは「わざと苦しいふりをして、日髙さんを呼んだのね」と冗談を言われ、その場に笑いが起こりました。このときのDさんの呼吸苦は不安からくるものでした。家族の話し声・笑い声に安心され、Dさんの呼吸苦は和らぎ、笑顔で「楽になった。ありがとう」と話されました。

看護をする上で技術はもちろん必要かつ重要です。しかし、このときDさんから学んだことは、経験が浅い若いナースの私でも、患者や家族の思いに耳を傾け、**信頼関係を構築できれば、苦しさの根底にあるものにたどり着く**ことができ、求められる看護を一緒につくり上げることができるということでした。そして、信頼関係を構築するためには、患者や家族とのコミュニケーションから、今、感じていることや思っていることを知り、さらに患者の歴史や普段の暮らし（生活）を知ることが大切だということを実感しました。

● "点のかかわり"しかできていなかった手術・ICUでの私の看護

私は27歳のときに宮崎県に入庁し、県立病院のナースとなり、手術室とICUというクリティカルケア領域に10年間従事しました。

当時の私は、手術中、ICU入室中の看護は行えていたと思います。しかし、患者がこの疾患を患い、どのような病期を経て、疾患と共に生活していくのかはほとんどアセスメントしていませんでした。他部門と連携して、そのアセスメントをつなげることもしていませんでした。当時の患者に対する私の看護は"点のかかわり"にしかなれていなかったのではない

第2章

報告▼生活を支える看護師たちの実践❹〜東京医療保健大学 東が丘・立川看護学部看護学科

キーワード

信頼関係を構築できれば、苦しさの根底にあるものにたどり着く

患者や家族の思いにしっかり耳を傾ければ、経験の浅いナースでも信頼関係は築ける。そして信頼関係が深まれば患者の苦しさの根底にあるものに気づくことができる。そのためにも患者の"普段の生活"を知ることが大切になる。

> **キーワード**
>
> **その人らしく生活を続けていく患者**
>
> 患者を"その人らしく退院後も生活を続けていく"という対象で捉えれば、退院後だけでなく、入院中にいくつかの病棟を動いていても、患者の情報が連動していく。疾患だけを見ていては、その連続性は生まれない。

かと今は思います。もし、疾患と共に、これからその人らしく生活を続けていく患者として捉えられていたら、外来→病棟→手術→ICU→病棟→外来→地域へと連続して情報を受け継ぐことの必要性を考えられたかもしれません。そう振り返ったとき、私は疾患と共に生活をされていく方々の「生活を支えること」の重要性を強く感じました。

● 看護が"社会を支えていける"ことに気づかされて

2011年春、結婚を機に宮崎県を退庁して上京しました。宮崎でACLS（二次心肺蘇生法）やJPTEC（病院前救護にかかわる人々が習得すべき知識と体得すべき技能が盛り込まれた活動指針）などの活動に参加していた私は、今まで経験し培ったフィジカルアセスメント能力を、訪問看護や訪問診療の同行に活かせないかと考えました。

そして、医療法人社団悠翔会の存在を知り、看護部長の渡辺美惠子さんと院長である佐々木淳先生にお会いしました。そこでお2人から、日本の超高齢社会の現状、これからの医療提供体制の変換、在宅医療の必要性・重要性を教えていただきました。目の前の患者に対して看護を提供することばかり考えていた私でしたが、「看護や医療は、こんなにも"社会を支えていける力"を持っている」と考えるきっかけになりました。

その後、在宅医療の現場を経験して、2014年に本学で成人・老年看護学領域の非常勤助手として基礎教育に従事する機会をいただき、2016年度より常勤の教員になり、現在に至っています。

私の考える「生活を支える看護」

ここで、私の考える「生活を支える看護」のキーワードを紹介します。

life 生命と人生

「生命と人生」とは「疾患や障害と共にその人が望む生き方を全うするために必要なもの」と、私は捉えています。生命がなければ「生活」は営めません。また、その人の人生（歴史）なしに、納得のいく生を全うすることはできません。「生命と人生」を支えるために、ナースはその人に近づき寄り添い、医療をその人の望む暮らしや日常生活に溶け込ませるようかかわっていると思っています。

● 「看取り」自体に焦点を当てるのではなく……

そして、「看取り」については、「その人が望む生き方を全うし、その人らしい最期を迎える」という考え方で、当事者である本人及び家族をサポ

ートしていくことが大切だと思います。

決して、「看取り」自体に焦点を当てるのではなく、そこに向かって、終末期にその人がその人らしく満ち足りた生活が営め、生きることに焦点を当ててかかわっていくことが重要だと考えています。

「病院の看護」と「地域の看護」

● その人の"自分らしさ"に寄り添う看護やケアを創り出せる

「病院の看護」では、自宅を離れ、「治療の場」というフィールドで看護を提供します。患者にとっては、未知なる不慣れな環境に入って治療・看護を受けることになります。個室でなければ、住環境が異なる場所で他人と寝泊まりすることとなり、それだけでもストレスを感じる人が多いでしょう。病院での看護はそういった「"環境の変化"に対するストレスを受けている患者に対して看護を提供している」と考える必要があります。

一方、「地域の看護」は患者の「生活の場」にナースが入ります。病院ではライフスタイル、住環境など生活を整えるための情報は本人や家族から聴くことになりますが、地域では患者のフィールドを入っていくことで、それらをダイレクトに五感で感じとれます。「暮らしの現場で患者・家族と一緒にその人の"自分らしさ"に寄り添う看護やケアを創り出すことができる」という点は病院と大きく異なると思います。また、看護やケアを創り出す際に、病院と違って資材に限りがあるので、その環境にあるものを創意工夫して活用する知恵や発想が必要なことも「地域の看護」の特徴だと思います。

● 自らの体験で思い起こす"入院"という環境変化の影響

「入院する」という環境変化が引き起こす影響について、自分の体験も思い起こされます。

私は幼い頃に小児ぜんそくで、中学生のときには盲腸で入院したことがあり、知らない場所に1人で眠ることが、とても寂しかったことを覚えています。特に中学生のころは思春期に入っていたためか、隣のカーテン越しに知らない人が寝ていることや、医師やナースが何も言わずにカーテンをいきなり開けてきたりすることに対し、とてもストレスを感じました。また、自宅で母に訴えるのとは違い、ナースは他人なので遠慮して痛みを我慢したりすることもありました。

ナースになってからは、入院で生活環境が変わって、せん妄を引き起こ

キーワード

患者・家族と一緒にその人の"自分らしさ"に寄り添う看護やケアを創り出す

在宅・施設の看護が病院と大きく異なるのが、患者・家族と"看護を創り出すことができる"ところ。それが可能なのは、自宅・自室という「生活の場」に看護が入っていくことができるからだ。五感を使って、患者・家族の「生活」を感じとりたい。

第2章 報告▼生活を支える看護師たちの実践❹〜東京医療保健大学 東が丘・立川看護学部看護学科

す方や、入院という環境で刺激が少なくなって認知力が低下される方、入院して活動範囲が狭くなり、筋力が低下してしまった方などを見てきました。「入院」いう環境の変化は、患者にとって非常に大きなストレスを与え、さまざまな症状や合併症を引き起こします。これらは予防策をとっていても完全に防ぐことは難しいのが現状ですが、ナースが患者の生活史を捉えた上で、環境変化の及ぼす影響についてアセスメントし、対策を講じることが重要だと考えます。

病院のナースに "生活" を伝えるには

● 病院・地域のナースがお互いに知り合うこと

今までは、地域で生活をする場へ病院のナースが訪問し、退院後の生活を見る機会は非常に少なかったことは事実です。しかし、2016年度診療報酬改定において、「退院後訪問指導料（580点）」が算定されることになりました。退院後訪問指導料は、2016年度診療報酬点数表によると「当該保険医療機関が、保険医療機関を退院した別に厚生労働大臣が定める状態の患者の地域における円滑な在宅療養への移行及び在宅療養の継続のため、患家等を訪問し、当該患者又はその家族等に対して、在宅での療養上の指導を行った場合に、当該患者が退院した日から起算して1月以内の期間（退院日を除く。）に限り、5回を限度として算定する」と示されています（厚生労働省）。

病院のナースが病院から地域に訪問していく意味・必要性について、看護職同士が地域や病院といった職場の垣根を越えて、多く語り合う場を設け、そこに参加して、つながっていくことが大事だと感じます。

実際に私が「生活を支える看護師の会」などの地域での医療・介護の勉強会に参加し感じることは、病院ナースの参加率が低いことです。病院ナースと地域の医療・介護の現場で働くナースがもっと交流する必要があると思います。それぞれのナースが「疾患と共に生活する」ために必要な情報や介入をどのように捉え、どう感じるかを語り合うことで、そこにある認識のズレや新しい発見が互いに見えてくるのではないでしょうか。

「生活」を見ている地域のナースから病院のナースへ、病院のナースから地域のナースへ、命と生活を支えるために情報をつないでいくことが必要です。「多職種連携」の基盤には「看看連携」が必要であり、それが重要であることをナースである私たちが理解し、広めていく必要があると考

キーワード

地域や病院といった職場の垣根を越えて、多く語り合う場

地域包括ケアシステムの完成のためには多職種の連携が必要だが、その前に、病院と地域の看護が1つにまとまっておきたい。そのために必要なのは「お互いに語り合う場」ではないだろうか。

若い世代のナースが"地域"に興味を持つ教育の大切さ

　現在、退院支援は中堅看護職が担っている病院が多いと思われますが、これからの少子超高齢社会を担う若い世代に、もっともっと"地域医療"に興味を持ってもらい、地域のナースと交流してもらいたいと考えます。なぜなら、それは自分たちの未来を造っていくことにつながるからです。そのためには「必要性を知り、理解し、興味を持つ」ために看護協会や各組織での地道な教育が必要になると思います。

　その教育の内容としては、「日本の社会変容に対する知識」「少子超高齢社会におけるナースの役割」「それぞれのフィールドのナースが担う役割と看・看連携の必要性」などです。これらに「興味を持つ」という基盤がつくられ、訪問看護・訪問診療・特別養護老人ホーム・老人保健施設・デイケア・サービス付き高齢者向け住宅など、さまざまな場所で見学や研修できるシステムが、組織的につくられてほしいと考えています。

地域包括ケアに向けて考えておきたいこと

急激な人口減少と高齢化が進んでいることに危機感を

　国の進めている「地域包括ケアシステム」については、多様な地域特性に応じた、地域それぞれの"街づくり"として発展していくことを期待します。しかし、2008年を境に日本の総人口は減少局面に入り、2020年代初めには毎年60万人程度の減少、2040年代以降は毎年100万人程度の減少となるなど、急速に人口が少なくなっていき、2060年には8700万人程度となると推計されています。さらに、人口減少と併せて進行する高齢化により、2060年には高齢化率が約4割に達すると推計されています（国立社会保障・人口動態研究所、2012）。

　そのような社会が待ち受ける中で、地域包括ケアシステムでは介護予防・自立支援といった健康教育的かかわりが、より重要視されてくると思います。「病気になって入院してから」とか、「退院して訪問看護を受け始めてから」では対応は遅いのです。さらに、日本は労働人口減少による税収不足などの社会資源の縮小と高齢者を支える年金や医療費等の福祉関連の財政負担など、社会的コストの急速な増加という課題にも直面します。ナースとしてだけでなく、1人の住民として、この現実にもっと危機感を持たなくてはならないと感じています。

キーワード

「必要性を知り、理解し、興味を持つ」ために看護協会や各組織での地道な教育

　地域の医療・看護がなぜ重要なのかを学ぶためには、まずそこに"興味"を持たなければ難しい。都道府県看護協会をはじめ、学びの場を提供する機関には、地域への興味を引き出すような研修を企画してくれることに期待したい。

第2章　報告▼生活を支える看護師たちの実践❹〜東京医療保健大学 東が丘・立川看護学部看護学科

● 今、必要な積極的な保健行動を含む自助努力

　一言に高齢化といっても大きな地域差を認めます。人口が横ばいで75歳以上の人口が急増する「大都市」と、75歳以上人口の増加は穏やかですが、全体の人口は減少する「地方都市」では課題が異なってきます。地域の特徴を分析した上で実情を把握し、地域の特性に応じた地域包括ケアシステムを住民と医療・介護職が協同しつくり上げていく必要があります。

　そして、1人ひとりが自分らしく尊厳をもって生きて逝くためには、自分自身の問題として捉え、積極的な保健行動を含む自助努力をすること。それに気づいた人から周囲に輪を広げ、市民運動として広がっていくことが大切だと考えます。

> **キーワード**
> **積極的な保健行動を含む自助努力**
>
> 　人が自分らしく尊厳をもって生きて、そして逝くためには、すべてを他人にまかせるのではなく自助努力も必要。ナースも単に支えるだけではなく、積極的な保健行動ができるようなアプローチをしたい。

今、求められているサービスとは

　ここで、急激な人口減少と高齢化が進む中、これから必要とされるサービスは何かを考えてみたいと思います。

● 医療と介護と福祉の情報を一元化し、情報をつないでいくサービス

　マイナンバー制度によって、保険に関連した医療や介護の利用情報は一元化されるでしょう。それに加えて、生活支援に向けてADLの情報や暮らし方、生活の情報、例えば「生活する部屋は1階なのか、2階なのか」「住んでいる集合住宅にエレベーターはあるのか」「薬は自分で管理できるのか」などの情報も必要になるのではと考えます。

　具体的には「**地域で生活をしている時期から作成し、病気で入院した際にはそれを持参する。その入院前の生活情報をもとに退院後はどのような生活をめざすのかを明確にし、病院で受けた医療・看護・リハビリの内容が追加されたものを今度は地域へつないでいく**」といった情報システムのサービスが求められるでしょう。個人情報に関するものであり、作成を同意された方のみの活用になるでしょうが、病院・地域の垣根を越え、時間の経過とともに個人の健康状態の変化が可視化できるサービスが必要になってくると感じます。

● いつでも誰でも相談できる「暮らしの保健室」のような施設

　無料で誰でもが相談できる「暮らしの保健室」。訪問看護師の秋山正子さんが2011年7月に東京・新宿の戸山ハイツ内に開設され、その後、全国各地で「暮らしの保健室」のような施設ができ始めています。これが、もっと多くの地域にできるといいなと思います。このような施設が身近に

あると、「自分が今後どう生きたいか」ということを考える手助けになるからです。

これから多死社会を迎える日本で、自分の望む生を最後まで全うするためには、前もって医療・ケアに関する計画を立てる「アドバンスケアプランニング：Advance Care Planning」（人生会議）を広めていく試みもナースの担う役割の1つだと考えます。倫理的な問題を考慮した上で、自分の望む生を全うするための前向きな検討をする際の窓口となるサービスやシステムの構築が必要だと感じます。

医師の包括的指示の下、臨床判断ができる「診療看護師（NP）」

大学院修士課程で幅広く特定行為を習得し、養成される診療看護師（NP）。高度な思考力・判断力・実践力を備えた自立したナースです。在宅療養中の症状悪化や緊急時においても医師の包括的指示に基づいて総合的な見地から特定行為を行うことができ、的確に対応することが期待されています。

医療における人材不足、特に医師の不足は早晩解決できる課題ではありません。この点において、地域の看護職の中にNPが加わり、チームを形成し、地域医療に取り組むことが今後必要となってくると思われます。

「生活を支える看護師の会」への期待

自らの看護の核を刺激してくれる場所

「同じ悩みを抱えているナースはたくさんいるのでは？」「自分が知らないことがたくさんあるのでは？」などの思いを抱いたら、他者の意見を聴き、交流していくことをお勧めします。そうして同じ思いを抱えた仲間を増やして語り合うことが「看護」の楽しさややりがい、専門職としての満足感を見つけ出すことにもつながっていくと考えます。

そのような仲間が集うのが「生活を支える看護師の会」です。私はここに参加することで、「看護とは何か」と自分の看護の原点を問うています。そして、「生活を支える看護師の会」は、自分の看護の核となる「看護が支える生活（life）＝生命と人生」を刺激してくれる場所となっています。

実りの多い「生活」を支えているナースの言葉

看護の質の向上が求められる中、生活支援能力や認知症の対応力、看取りの看護が看護基礎教育に求められる役割は大きいと感じています。治療の場が「病院完結型」から「地域完結型」に変わっていく中での「生活を

キーワード

「アドバンスケアプランニング」を広めていく試み

多死社会を迎える日本では、人それぞれが前もって自分の医療・ケアに対する計画を立てておきたい。それを広めていくのは、これからのナースの大きな役割となる。

第2章

報告▼生活を支える看護師たちの実践❹〜東京医療保健大学 東が丘・立川看護学部看護学科

支える看護」の重要性について、私は伝えていきたいと考えています。

　そのためにも「生活を支える看護師の会」の定例会や勉強会などに参加して、実際に生活を支えている方々の声を聴くことは、私にとって大きな発見の連続です。皆さん、所属する場所はさまざまですが、その現場のナースとして、療養者や家族が納得のいく人生を全うするためにどうサポートしていくかを、それぞれの立場からディスカッションしています。同じナースでも、組織が異なれば、役割や業務内容・抱く思い、悩みも異なります。私自身、本当に知らないことが多いと感じます。

未来を担う看護学生につなげたい

　私は大学教員として病院や地域といったさまざまなフィールドのナースと交流し、フィールドの異なるナースをつなげていきたいと考えています。それぞれのナースが、もっと他のフィールドで働くナースについてお互いを知り、そして連携し、さまざまなことをつないでいくことで、ナースが創造する少子超高齢社会での新たな可能性や展開につながると思います。

　さらに、これから迎える少子超高齢社会・多死社会といった日本の未来を担う学生たちには、暮らし慣れた地域でその人が望む生き方を全うするために、ナースは1人ひとりの人生のどの時期にどのようなサポートが行えるのかについて、伝えていきたいと考えています。そして「看護の生み出す力」や「ナースが看護の力によって、社会をどのように支えていけるのか」について、学生たちにも考えてほしいと思っています。それが未来の看護を担う学生にとって、看護の「やりがい」「楽しさ」「誇り」の獲得につながることを期待しています。

【引用・参考文献】

1) 秋山正子：在宅ケアのはぐくむ力, 医学書院, 2012
2) 一般社団法人　日本 NP 教育大学院協議会
　　http://www.jonpf.jp/（2016 年 10 月 19 日確認）
3) 厚生労働省：平成 28 年度診療報酬改定について
　　http://www.mhlw.go.jp/stf/seisakunitsuite/bunya/0000106421.html（2016 年 10 月 19 日確認）
4) 国立社会保障・人口動態研究所：日本の将来推計人口（2012 年推計）
　　http://www8.cao.go.jp/shoushi/shoushika/whitepaper/measures/w-2015/27webhonpen/html/furoku03.html（2016 年 10 月 19 日確認）

第2章 報告 ▶ 生活を支える看護師たちの実践 ❺

ナースが考えたい「生活」とは
この世を去る過程での生きた証

恵泉クリニック

内田 玉實 ▷ Uchida Tamami

医療法人社団 親樹会
恵泉クリニック
事務長／看護師

◆ 1973年診療所勤務。1995年在宅診療に携わる。1998年10月医療法人立ち上げ。同年12月株式会社メディカル・ハンプ（訪問看護、居宅事業、通所事業）を立ち上げる。2000年ホームホスピスてんき開設。2014年4月NPOさくら会（精神障害親の会）副理事長就任。

　看護学校を卒業後、開業医の診療所にスタッフとして入職した内田さんは、最初から地域のナースとして看護を展開してきました。そして、印象的な看取り看護の経験を重ねる中で、人がそれぞれ持つ歴史の中でのうれしいことや悲しいことなど、あらゆるできごとが日常であり、その人の「生活」であること、それを支えるのがナースであることに気づきました。

　「恵泉クリニック」は、1996年10月に在宅診療を主とした診療所として東京都世田谷区に開設されました。理念は「愛・責任・感謝」で、安心し信頼し合いながらどこでも、だれとでも自分の意思のもとで決め、共に生き住み慣れた場所で見慣れた風景で、見知った人たちと共に助け合い、支え合い生きる。そこに「愛・責任・感謝」があると考えています。

訪問在宅診療の言葉にひかれ、現場に復帰

　看護学校卒業後、初めての職場がプライマリ・ケアをめざした心臓外科医の開業時スタッフの一員でした。ナースとして外来業務、外来終了後の

 施設の概要

[スタッフ数] 常勤医師3人、非常勤医師19人、事務長1人、コメディカル・看護師・薬剤師・臨床検査技師・管理栄養士 各1人、診療補助兼コーディネーター・事務職員など総数22人
[利用者数] 訪問診療 総数444人（個人6.5：施設3.5）
[在宅看取り数] 年間138人（2018年）

[設置主体] 医療法人社団親樹会
[開設日] 1996年10月
[所在地等]
〒157-0065 東京都世田谷区上祖師谷
1-35-15 シオン烏山
TEL：03-3326-5408
http://www.keisen.or.jp/

087

開腹手術（割と大がかりで麻酔医、助手の医師等がかかわる開業医としては大きな手術）の機械出し及び雑用、術後管理、昼休みの往診同行が仕事でした。まだ在宅医療の言葉がない時代でしたが、家で家族と仲間に普通に支えられ、望まれた生活の中で旅立たれる方（恵まれた人たち）もいる時代で、そういう地域でもありました。

印象的だった最初の在宅看取りの経験

　思い起こせば、最初の在宅看取りの経験がとても印象的だったので、この世界に普通に入ってこられたのかなと思います。40年以上前ですから、「訪問看護」という言葉もなかったと思います。あったとしても私は知りませんでした。当時は、保健所から保健婦が家庭訪問をしていた時代です。外来に来られていた方が、具合が悪くなり、往診に伺い、そのまま家族と共に生活をし、逝くのが普通でした。今、思うといろいろな意味で恵まれていたのではないでしょうか？

　その方々の中に、ある高名な映画監督の方がいらっしゃいました。子どもはいなくて、本人の望みは「枕元で演奏したり、酒を酌み交わしたり、どんちゃん騒ぎをして見送ってほしい」でした。

　私の役目は、その場で付き添うナースです。そのころには在宅酸素などない時代ですから酸素ボンベ量が少なくなると、医師の指示でクリニックまで取りに行ったり、末梢点滴の管理、状態観察などを行っていました。クリニックまでは車で送り迎えしていただいたのですが、なんとそのときの運転手は、高名な監督兼俳優の方でした。2日間、芸能人の方々が入れ替わり立ち替わり、飲んでは騒ぎ、騒いでは飲み、本人にもお酒をなめさせたりしながらの見送りでした。皆が家族・仲間・友人になっていました。まわりで騒いでいる方々は映画やテレビで活躍している人ばかりでしたが、私が何のてらいもなく溶け込め、監督の生ききり方やお弟子さんたちの見送り方は印象的でした。私の原点に、この看取りがあると思います。

　10年ぐらいで離職し、専業主婦になり、ただ単純にホスピスの本を読みあさっていくうちに、ひょんなことから「訪問在宅診療」という言葉にひかれ、パートのおばさんとして、医療の現場に戻りました。

ナースの事務長として、さらに学びの日々

　ナースの役割とは、あくまで医療中心で治す医療の援助者です。それは医師の診療補助の感覚のみであり、「患者の自宅が病室であり、そこで医療行為が安全に行われることが大事」と最初は思っていました。今、20年以上在宅にかかわり、経験を重ねているうちに考え方は変わり、行動の

キーワード

どんちゃん騒ぎをして見送ってほしい

　自分の死が間近になったときに友人を呼んで、どんちゃん騒ぎをすることを望む……まさに在宅ならではの死に方の1つだろう。このように、さまざまな逝き方ができることを理解して、ナースはそれを支えたい。

変化があります。そのような中、現在、クリニックのナース兼事務長として、相談業務を担当し、患者と医師、家族とナースなど、感情の行き違いの交通整理をしながら、さらに学びの日々となっています。

私の考える「生活を支える看護」

ここで、私の考える「生活を支える看護」のキーワードを紹介します。

この世を去る過程での生きた証

人それぞれに、歴史があり、思い出があります。誰もがこの世に生を受け、最終的には死に逝きます。人それぞれの環境、時代の中で、出会いや別れがあり、学びにより成長します。喜んだり、悲しんだりを経験しながら使命を見いだし、生を受けたことに感謝しながら突き進み、望みを持ったり、絶望したり、歓喜したり、あきらめたり、己自身を誇りに思う一方で挫折感に浸ったり、頼りにされながら裏切ってしまったり、裏切られたりする……、それが「日常」ではないかと考えています。

その上で、「その人が生を受け、この世を去る過程での生きた証」として、皆1人ひとりが違うことが「生活」と、私は捉えています。

自然なことと感じた看取りのケース

この世を去るとき、看取りに対して、私は自然なことと思っています。生を全うしたとき、「ありがとう、先に行っているからね」と、死にゆく人に言ってもらえたと思えたらいいのではないかと考えています。そのように感じた看取りの一例をご紹介します。

がんの診断を受けるもベスト・サポーティブ・ケアを選ぶ

Eさんは1940年生まれの男性で、妻と団地で2人暮らし。既往歴は、胃潰瘍、心筋梗塞で心臓カテーテル（PCI）後です。ほかに、冠攣縮性狭心症、AF、肺結核腫 s/o、アルコール性肝機能障害、高尿酸血症など。20歳から1日20本のタバコを吸い、1日4合の焼酎を飲んでいます。

2016年6月に胸痛で総合病院に救急搬送され、精査で小細胞肺がんと診断されました。抗がん剤治療の適応でしたが、同居の妻を介護している上、入院すると禁酒・禁煙になることに対して「好きなこともできなくなって、それでも治らないのであれば治療はいいや」とベスト・サポーティブ・ケア（BSC）を選択され、当院から在宅診療を開始しました。

心筋梗塞でPCI後からADLの低下があったようなのですが、妻の介護

> **キーワード**
>
> **「ありがとう、先に行っているからね」**
>
> 死にゆく人が家族にこのような言葉を言って去っていく。残された者にとって、これ以上の贈り物はない。そのような安らかな最期を迎えられるように「生活を支える看護師」への期待は大きい。

をしながら頑張っていました。随分前から1日1食でしたが、ここ数日は食べられず、明らかな脱水、がん性疼痛、衰弱が認められました。

　静脈点滴注射（DIV）施行後は顔色もよくなり、エンシュアも飲めるようになって点滴は一時中止になりました。介護保険の確認をすると、妻は要支援であり、本人は要介護認定を受けていなかったため、地域包括支援センターに連絡し、本人も家族も出向けないので地域包括支援センターからの訪問調査をしていただきました。

　常に窓側の定位置に言葉少なげに横たわり、トイレにはよろよろと家具につかまりながら行き、動くと呼吸が苦しそうでしたが、酸素飽和度は正常値でした。弱音を全く吐かず、タバコとお酒は継続していました。

✦ 呼吸苦、疼痛があっても本人の自覚が少ない

　長男は「現状を知りたい」と再三思っていたそうで、ようやく話をする機会を持つことができました。妻は困ったら長男に連絡をされていますが、長男は「父に何か聞こうとしても怒ってしまう」と悩んでいました。長男からの質問の内容は「本人は予後を知っていますか？」で、私は本人からは聞けないので病院に訪ねると、病院からの説明は「治療をしなければ命は短くなるとお伝えした。ご本人はそのようには理解されている」で、当院からは「余命は月を数えるくらいではないか、残された時間は少ない」と長男に説明しました。

　9月に入り、妻より「呼吸が浅く、苦しそう」との連絡がありましたが、Eさん自身は「呼吸苦や疼痛は全くない」と言います。妻から「たまに呼吸苦や疼痛を口にしている」との耳打ちがあったので、「本人の訴えは過小評価になりやすい」とチーム全体で情報共有しました。Eさんは、依然、タバコと飲酒は続けていましたが、本人の意思を尊重しました。

✦ 妻に「永い間ありがとう」との言葉が……

　介護用ベッドを勧めましたが、受け入れられることはなく、9月13日頃より腸骨あたりに表皮剥離が出現。さらに衰弱し、低栄養でもあり、脱水状態と説明しても、点滴等は望まれません。この頃は酸素飽和度も低下し、在宅酸素を提案しても喫煙を望んで拒絶。家族もEさんの思いを受け入れ、「いつでも自分のしたいことを叶えてあげたい」と言います。医療側としたら「何かできることはないか」と迷う場面もありましたが、見守ることに徹するようチームで統一し、声かけを継続しました。

　その後、飲水を試みるも、むせ込みがみられ、少量だけしかとることはできませんでしたが、Eさんは定位置でたまに笑みを見せていました。や

がて、尿失禁・便失禁も出始め、会話中も呼吸苦が見られるようになり、このとき妻に「永い間ありがとう」と話しています。

✤ 緩和ケアの再三の申し出にうなずいたEさん

酸素も注射も治療ではなく「緩和」であることを再度説明すると、17日にようやく両者共、受け入れてくれ、呼吸苦もなく、疼痛もコントロール良好となりました。それからは「注射しますか?」の問いにうなずくようになり、在宅酸素導入後はとても元気になって、息子夫婦とたくさん会話ができました。19日、好きだったタバコも吸う元気がなく、「お酒も飲みたくない」と言い、Eさんは注射を希望しました。その後は、呼吸苦もなく、「氷を食べたい」と妻に甘え、自分でつまんで食べ、妻がそのしぐさに微笑む空気感に私は感謝しました。20日、静かに永眠されました。

「病院の看護」と「在宅の看護」

● 病院と在宅では看護の必要性や目的が根本的に異なっている?

病院の看護は、患者に対して安全で最良な治療が遂行できるように気を配ることがナースの目的となります。入院の目的は病気を治すことであり、ナースの役割は医師の診断・治療方針に従い、医療が円滑に行われるように診療の補助を主として看護をします。治療を円滑に進める看護が多くを占めているのです。日々、時間に追われ、ゆっくりと患者と話をする時間が取りづらいのは必然でしょう。また、病院のナースが「生活」を看る看護をしようとしても、無理が生じるのは当たり前と思います。病院は患者の生活を看るところではなく、治療をするところなのですから。

病院と在宅では、看護の必要性や目的が異なっているのではないでしょうか? 病院では病を治すことが目的で、治せなかったり、誤嚥や転倒などをさせてしまったら医療者の不注意であり、敗北になります。

一方、在宅の看護の対象は、加齢からきて治しようがない状態で健康体ではないものの生活者であり、その家の主であり、物事を決める決定者でもあります。飲み込みが悪くても、本人・家族が「食べたい」「食べさせたい」と望めば、誤嚥のリスクがあっても、最大限の注意を配り、最大限の知恵を絞り、料理の香りを楽しませたり、少しばかりなめさせて、味覚を楽しんだりさせることができます。

病院は病んでいるところをだけを治す場所であり、さらに限られた時間の中では致し方がないのです。在宅は病んでいることも含め、その方の生

キーワード

病院と在宅では、看護の必要性や目的が異なっている

看護の本質は、病院だろうが在宅だろうが、何も変わらない。しかし、その必要性や目的は、病院と在宅で異なってくる場合もある。何が違うのか、お互いに理解する努力が必要になる。

き方の伴走者になることが求められます。

● 日常生活の場で考える「病院と在宅の違い」

　布団生活になじんでいる高齢者でよく起こることですが、夕刻から庭の草取りをして、布団に横になろうとしたとき、草取りをしたことで腰が痛いため、足元がふらついて、ドシンと布団にお尻をついて「痛たた！」となって動けなくなってしまいます。この場合、腰椎圧迫骨折になることも多く、入院加療になることが多く、すると軽い認知症や不穏状態が出現したり、下肢筋力低下となって歩行障害になることを経験します。病室に入ると誰もが病人になり、ナースは病人としての看護をします。

　しかし、自宅で過ごされている方は、腰がかなり痛くても「生活者」としての存在は保ち、病人にはなりきれません。生活者だからです。これが在宅なのだと思います。さらに、病院では治療が最優先ですから、「絶対安静」として病人を扱い、あれこれ看護の力で支えます。一方、自宅では、家族に負担がかからないように、できる範囲は自分で動きます。この自然なリハビリが行われることで、例えば夜中に目が覚めても、見慣れた天井をみれば「ああ、まだ夜なんだ。目が覚めてしまった」と思えますが、それが病室だと、自分が入院していることが頭の中から飛んでしまい、すぐには理解できなくなって、パニックになることがあります。

　このように日常生活を送っていると、さまざまなケガがあり、それはすぐに入院する必要のないものが多いのですが、大腿骨骨折の場合には是が非でも入院しての手術がベストです。このとき「在宅で過ごすこと」に固執する高齢者に、しっかり説明して理解をしていただくためにはナースの力が必要だと思えます。それはナースが「生活」の伴走者だからできることだと思います。

● 体験は有効だが、一度きりでは……

　では、病院のナースに「生活」を感じてもらうためにはどうすればいいでしょうか。これは、とても難しい問題だと思います。

　やはり現場に出てきてもらうのが一番です。例えば、患者が退院する前に退院後の住まいを見てもらいます。住まいを見るだけでも、病院との違い、個々の生活場面が少しわかるのではないかと思えます。また、とことん傾聴することも有益でしょう。さらには、退院後の生活のシミュレーションを病棟でしていただくのもよいでしょう。

　ただし、人それぞれなので退院後の環境は住まいも、患者を支える介護者にもさまざまな変化があります。1日だけの体験ではわからないことも

キーワード

大腿骨骨折の場合には是が非でも入院

　多少の痛みを我慢してしまう高齢者は多い。また、その気持ちが勢いのある生活につながることもある。しかし、大腿骨骨折だけは寝たきりにつながることが多いので入院が必要。ナースにはその見極めと本人への促しが求められる。

多いかもしれません。でも知ることはできます。感じることができます。

地域包括ケアに向けて考えておきたいこと

「生活を支える看護師」がネットワークを組めば、患者の本音・愚痴などをナース同士が支え合えます。人の生き方は、1人ひとり違います。生き方を支えるにはいろいろな形があり、思いもあるので、多くのナースが知恵を出し合うのは有効です。

また、日々迷ったり、悩んでいるナース同士も支え合いたいのです。ナースはおおかたおせっかいで、優しいです。さまざまなところで活躍してはいますが、意外とお互いの仕事の内容を知りません。そういう中で、各々が体験を生かしていく必要があり、それは大変貴重なことだと思います。誰かに何かをしてもらう、というお任せではなく、ナース自身が学び合う場所づくりをすることが必要なのではないでしょうか？　まず私たち「生活を支える看護師の会」が支え合わなければならないと考えます。

今、地域包括ケアが進められていますが、その本当の意味をわかっていらっしゃる人はどのぐらいいるのだろうかと思います。限られた一部の方々は熟知されていることでしょう。そして、きっとそれはシステムとしては素晴らしいものと想像ができます。私自身は熟知しているとは言い難く、意見ができない状態です。ただ、最近の介護保険における軽度者への見直しの動きなどをみると、弱者（金銭的・交友関係・地域のつながりなどが弱い人）にとって、つらい制度になるのではないかと心配です。

施設であろうと在宅であろうと、その人の死生観に沿えるナースが増殖してくれるといいのになあと思います。その人が素晴らしい人生を送れたと思えるような生き方を支え、ナースは勇気、支え、いろいろなことを教え合う、そういう空間がたくさんあるのが理想です。

＊

今、私の「生活を支える看護」の実践度は30くらい。現在の事務長というポジションは、直接ケアがなく、実際に生活を支えることにはあまり関与できていません。しかし、「生活を支える看護師」をつなげることは実践しています。生活を支えるナース、病院のナース、施設のナースなどが、それぞれの役割に自信と誇りを持ってもらえるような"ナースの架け橋"となるおせっかいをやく役目を、これからも担いたいと思います。

キーワード

その人の死生観に沿えるナースが増殖

これからの多死時代、ナースに特に必要になってくるのが看取りの技術だろう。しかし、ただの技術ではなく、大切なことは"その人"の想い、死生観を理解して寄り添えることだ。そういうナースがまさに"増殖"することを望みたい。

第2章 報告 ▶ 生活を支える看護師たちの実践 ❻

看護にとっての「生活」とは
看護の対象となる人のあるべき姿

秋谷病院

大関 篤子 ▷Ozeki Atsuko

医療法人社団彩優会
秋谷病院

◆1983年国立防衛医科大学校高等看護学院卒業。防衛医科大学校病院、JMA東埼玉総合病院、公設宮代福祉医療センター、竹川病院、介護老人保健施設「葵の園越谷」などを経て、2016年4月より現職。

　「生活を支える看護」をしたいと考え、医療と福祉の中間施設といえる介護老人保健施設に勤務し、今、また病院に戻ってきた大関さん。「生活を支える」現場で実際に看護をした経験から、病院との違いを実感し、現在の病院での看護に生かそうと考えています。

　秋谷病院は、埼玉県北部の幸手市にある二次救急指定病院です。2003年には病床の一部を療養病棟に転換し、高齢化社会に対する医療サービスの充実もめざしています。

　秋谷病院のある幸手市は、古くは日光道中の宿場町として栄えました。2018年現在の高齢化率は33.0％、2040年には41％に達し、おおよそ10人に4人が高齢者になると見込まれています。

「生活を支える看護」をめざすまで

● 急性期病院の後に老人保健施設を経験し、再び病院へ

　子どもの頃に通った診療所の看護師さんにあこがれて、小学5年生のと

 施設の概要

［病床の種類］　療養病床併設型
［スタッフ数］　看護職48人／看護助手19人
［病　床　数］　一般病床54床／療養病床60床
［設置主体］　医療法人社団彩優会
［開　設　日］　1961年5月

［所在地等］
〒340-0115 埼玉県幸手市中4-14-41
TEL：0480-42-2125（代）
http://akiya-hp.jp/

き、タイムカプセルに「将来、看護師さんになりたい」と書いたことを、今も覚えています。

その小学校はまもなく統廃合して閉校となり、「将来の夢」を記したタイムカプセルは開けることなく終わってしまいましたが、そのときの思いが私のナースをめざした原点です。そして、1983年春にナースになり、最初の職場は小児病棟でした。

結婚と出産・育児を理由に仕事を離れ、1996年に看護の世界に戻るまでの期間は、高齢者の食事サービスの会を立ち上げ、食事会を開催したり、埼玉県手話奉仕員中級を終了し、高齢者や聴覚障がい者にかかわるボランティア活動などに参加していました。

看護への復帰は、病院の生活リハビリ部署で週に1回、脳血管障がい後遺症の麻痺のある方々へのレクリエーションを行う職場でした。このとき臨床看護の経験不足を感じて急性期総合病院に転職したのち、介護老人保健施設・訪問看護・通所リハビリ・有床診療所等を有する福祉医療施設や回復期リハビリ病棟の立ち上げなどに管理職としてかかわりましたが、親の介護で再度、看護から離れることになりました。

その後、急性期総合病院、老健と職場を移り、2016年春から現在の病院で勤務しています。

これまでに、呼吸療法士・糖尿病療養指導士・ALSプロバイダー・訪問看護ステップ1の資格を取得し、ELNEC-Jコアカリキュラム指導者養成プログラム、医療福祉情報連携コーディネーター講座等も修了しました。これらの資格は「生活を支える看護」を考える上で、さまざまなところで役立っているように思います。

当初は低かった「生活を支える看護」への意識

1995年の日本全体の高齢化率は12％ほどで、病院に入院する認知症の患者も今よりもずっと少なかったと記憶しています。この頃、私は内科病棟に勤務していましたが、患者を医学的な意味で治癒に導くことを目標に考えて看護をしていました。

2000年に介護保険制度が開始された頃、前述の福祉医療施設や回復期リハビリ病棟の立ち上げにかかわった時期がありましたが、今思い出すとこの頃も全身状態の管理や運動機能の回復など"医療的な視点"で看護を捉えており、看護の対象者の生活に、より踏み込んでアセスメントする「生活を支える看護」の意識、そして「退院後の患者の生活」への看護の意識はとても低いものでした。

キーワード

"医療的な視点"で看護を捉えて

看護の機能として、「診療の補助」と「療養上の世話」があるが、病院のナースは前者のみに意識が向いてしまいがち。しかし、本当の看護の醍醐味は後者で感じられることが多いのではないだろうか。

2010 年頃、私は急性期総合病院で外来看護に携わっていましたが、この頃は高齢者の割合や認知機能の低下した患者が増えるとともに多疾患を抱えた患者が増え、特に糖尿病療養患者指導において困難事例を抱えることが多々ありました。

糖尿病療養指導にかかわる中で、患者の生活の質の向上・維持を目的に、その人が日常生活の中でできそうなことを目標に掲げ、自己効力感を重ねながら行動変容につなげる患者指導を学びました。この糖尿病の患者を「生活者」として捉える看護との出会いが、私にとっては「生活を支える看護」を考える始まりだったと思います。

この頃、外来における患者指導に当たって、認知症の高齢者へのインスリン療養指導で訪問看護とのつながりを持ち、ケアを継続することの重要性や地域包括ケアについても知りました。

● 日本看護協会の坂本すが会長の講演で気づかされた

そして 2013 年 10 月に秋田市で行われた日本看護学会〈成人看護 II〉学術集会での坂本すが日本看護協会長の講演を拝聴し、自分にとっての看護を立ち止まって振り返り、今後を考えるようになりました。

「看護の役割は社会の変化と密接に関連していること」

「これからの看護職には "病気とともに暮らす人" を支える役割がある」

「従来の病院中心の医療だけではなく、その人の生活もみながら医療から介護までシームレスにケアをつなぐ役割がある」

坂本会長の講演内容に共鳴し、感動すると同時に、看護には「生活」を支えつなぐ役割があると強く認識しました。

そして、医療と福祉の中間施設である老健で「生活を支える看護」に従事したいと考え、友人からの勧めもあり、老健を職場に選びましたが、残念ながらそこの職場風土が合わず、老健への転身は終わりました。

私の考える「生活を支える看護」

ここで、私の考える「生活を支える看護」のキーワードを紹介します。

看護の対象となる人のあるべき姿

その人の価値観や人生観を大切にして、それまで生きてきた軌跡の継続が「生活」であると考えます。看護は病院や地域それぞれ看護の実践の場所や内容は違っても、広い意味で、"その人" がその人らしく生活すること（生きること）を支援するという 1 つの目的の下に、それぞれの看護の

キーワード

自己効力感を重ねながら行動変容につなげる患者指導

糖尿病の治療は、生活の質の向上・維持を目的に患者自身の行動変容を促していく。このアプローチは「生活を支える看護」と同じで、すべての疾患に対して適応できるはず。

役割があると思います。

今後増えると予想される
成年後見制度の知識が必要となるケース

　病院と地域の看護の違いを考えると、看護を実践する上で、病院の場合は疾患を中心に患者を捉え、地域（施設・在宅）の場合は生活を中心に患者を捉えている点が最も異なるところだと思います。

　病院では患者を治す"医学モデル"、つまり「医学的な原因に対して対策を立て、治療する」ところに看護の軸があり、一方、地域の場合は「治らない病気を抱えたまま、あるいは高齢化による機能低下の中で生活をしていく人のQOLを支える」ところに看護の軸があると思います。この"軸"の違いは、やはり大きいものがあると思います。以下に病院の看護だけでは不十分だったと思われる2つの事例を紹介します。

▽

✚ "身体的な退院支援"だけでは不十分だった

　Fさんは70歳代後半の女性で、アパートで独り暮らしです。認知症はなく、大腿骨頸部骨折で入院し、術後、順調に回復して手押し車で歩行可能な状態になって退院しました。しかし、2週間後に熱中症で救急搬送・再入院となりました。入院中、症状が安定した頃、要介護認定の手続きを行い、退院前に理学療法士が自宅訪問をして手すりなどの住宅改修を済ませ、介護用ベッド等や在宅サービスを調整し、退院していきました。

　しかし、その後、救急搬送されたFさんから話を聞いたところ、自宅のアパートにエアコンはあったもののリビングのみで寝室にはなく、冷蔵庫が壊れていて退院後はカップヌードル2個が1日の食事だったことを知りました。そこでMSWや担当ケアマネジャー、そして隣人の協力を得て、試験外出や外泊で冷蔵庫やエアコンの購入・設置を済ませ、配食サービスなど在宅介護サービスを調整して退院しました。

　Fさんのケースから、「退院」を病気が治った人、あるいは可能な治療が終わった人と捉えるだけの"身体的な退院支援"だけでは不十分なことを実感しました。そして、患者の生活を知り、退院支援につなげていきたいとあらためて思いました。

✚ 遠い親戚が見つかっても引き受け手のない独居男性

　Gさんは70歳代後半の男性で、視力障がいと軽度の認知症がありま

キーワード

"身体的な退院支援"だけでは不十分

　病院では疾患が治癒したら即座に退院支援が行われるのが一般的だが、このときに注意したいのが「ただ疾患の治療だけ」を考えた"身体的な退院支援"。本当に必要なのは退院する患者の「生活」を十分に考えた上での退院支援だ。

第2章　報告▼生活を支える看護師たちの実践❻〜秋谷病院

すが、アパートで独り暮らしです。自宅でボヤを起こし、軽度の火傷で救急搬送されました。受傷した火傷はまもなく治癒しましたが、住んでいたアパートの大家からアパートの契約継続を打ち切られてしまいました。遠い親戚と連絡はとれたものの引き受け先を受諾してくれる方は見つからず、退院困難だった事例でした。

　結果的には、Gさんと話し合いを何度も重ねて、視力障がいの身体障がい者認定を受け、行政と連携してサービス付き高齢者向け住宅（サ高住）と契約し、退院につながりました。

▽

　このように、病院においては治療がまず第一の目的になりますが、独居高齢者や老老介護の方々も多く、治療が終わった後の生活支援なしには退院が難しい事例が増えてきています。特にFさんやGさんのような独居で家族との関係が薄い認知症高齢者の場合には、医療関係者も「成年後見制度」についての知識を十分に持っている必要があると考えています。

　本稿の最後に【column】として「成年後見制度」について簡単に示しましたので参考にしていただきたいと思います。

キーワード
生活支援なしには退院が難しい事例

　独居高齢者や老老介護、認認介護（認知症の夫婦等）が今後、増加していくのは間違いない。このようなケースでは「生活支援」を考えた退院支援でなければ、すぐにまた再入院することは明らか。「生活を考える」は病院のナースに必須のキーワードになる。

病院のナースが「生活」をみるためには

● 入院生活は患者の日常生活と全く異なっている

　なぜ、「病院のナースは生活が見えない」とよく言われるのでしょうか？　入院生活では衣食住そのすべてが管理下に置かれ、患者の日常生活とは全く異なった状況で治療・看護が行われています。病院での看護に慣れてしまうと、「入院生活は患者の日常生活と全く異なっている」という意識の不足が「生活がよく見えない」ことにつながっているのではないでしょうか。

　では、その意識不足を解消するためには、どうすればいいかというと、
・試験外泊後のカンファレンスや退院後の患者訪問の実施及び初回外来受診時の退院指導のアセスメント実施
・在宅や施設へつないだ患者の看護をしている訪問看護師・施設看護師との情報交換会・事例検討会等の実施
・地域住民との意見交換会の実施
・介護保険制度や施設についての学習会の実施
などを実践していくことがよいのではと考えています。

病院のナースに必要な介護保険の知識

　私たち病院のナースは、退院指導が「絵に描いた餅」になってしまわないよう、まず患者の退院後の生活について、より積極的に患者と話し合い、具体的なことを知る必要があると思います。そして入院中の試験外泊のアセスメントや退院後の自宅訪問、また退院後初回外来受診時患者と退院指導のアセスメントを行うことは、「生活の視点」を育てることにつながると思います。さらに院内での病棟と外来の看看連携も「生活」を知る上で重要だと考えます。

　病院外で患者を支えているナースや他職種の方々などを通して、どんなことが病院のナースに求められているかを知る機会をつくることも、「生活」を知る上で有用だと思います。例えば、訪問看護師と合同で事例検討を行うことにより、病院のナースは患者の退院後の生活を知り、「生活の視点」で看護を考えられる機会になるはずです。

　病院のナースは施設についての理解も必要だと思います。特養と老健の違いのわからないナースも多いのです。老健といっても強化型老健・準強化型老健・新型老健・従来型老健などさまざまな特徴があり、また、サ高住においては、より多様化しています。

　介護保険施設における医師やナースの配置基準などを学び、それぞれの施設において可能な医療の範囲を理解して退院・転院につなげていくことも「生活を支える看護」につながると思います。

「生活を支える看護師の会」への期待

　私は「生活を支える看護師の会」に出会ったとき、老健で勤務をしていました。多くの悩みを抱えていた私にとって、毎月行われる定例会は相談する場であり、学ぶ場であり、なによりも看護について熱く語り、共感し合う仲間の存在に勇気づけられる場になっています。

　病院に勤務している今も、看護の対象となる"その人"を大切にした生活支援の視点を持って看護を実践していく上で、「生活を支える看護師の会」の存在は私にとって大きなものとなっています。

＊

　今、私が実践している「生活を支える看護」については、100点満点中30点程度かと思っています。

　現在の職場に入職して、2018年の秋で約2年半になります。当院では

キーワード

退院後の生活について、より積極的に患者と話し合い

　生活支援に不慣れなナースがまず最初に行うことは「退院する患者の話を聴くこと」だろう。自宅での生活をどのように送っていたかを本人の口から聴くことで「生活を支える看護」への道が開ける。

第2章　報告▼生活を支える看護師たちの実践❻～秋谷病院

近隣の急性期病院での治療を終え、継続治療や療養目的に転院してくる患者がその半数を占めます。在宅復帰ができるよう、MSWやリハビリ部のスタッフとともにゴール設定をして取り組んでいますが、病状が安定した後も医療依存度の高さから療養病棟での入院生活を継続される患者もいますし、介護力の不足から老人保健施設などの施設へと退院される方も多いです。

本来の目的である「在宅復帰」への支援を積極的に行う意識が、職場全体においてまだ弱いため、「住み慣れた地域で暮らすこと」を支援する意識の定着化や、在宅生活に復帰するための退院調整看護師の育成等も課題だと感じています。

関連施設（特養）との連携ですが、施設見学を行い、現在は施設の看護管理者の方と不定期ですが情報交換を始めました。施設から入院した場合には、週に1度入院された利用者の病状や経過を合わせて、施設に情報提供をしています。今後は関連施設にとどまらず、他の施設ともこのような連携をひろげていきたいと思っています。

これからも"その人"がその人らしく生きていくことを支援していくために、つながり合い学び合い「生活を支える」一端を担う病院ナースとして患者と向き合っていきたいと思っています。

【COLUMN】　看護と「成年後見制度」について

認知症高齢者にかかわる看護師のみなさんに、成年後見制度はもっと知ってほしい制度です。ここでは成年後見制度の概要、私が成年後見制度を学んだきっかけ、介護サービス・医療サービスで知ってほしい成年後見人等（以下：後見人）の役割についてお話ししたいと思います。

〈成年後見制度の概要〉

認知症・知的障害・精神障害などの理由で判断能力の不十分な方々は、不動産や預貯金などの財産を管理したり、身のまわりの世話のために介護などのサービスや施設への入所に関する契約を結んだり、遺産分割の協議をしたりする必要があっても、自分でこれらのことをするのが難しい場合があります。また、自分に不利益な契約であってもよく判断ができずに契約を結んでしまい、悪徳商法の被害にあう恐れもあります。このような判断能力の不十分な方々を保護し、支援するのが「成年後見制度」です。

成年後見制度は、大きく分けると「法定後見制度」と「任意後見制度」があります。法定後見制度は、判断能力の状態に応じて「後見」「補佐」「補助」の3つに分かれており、任意後見制度は本人が十分な判断能力を有しているうちに、将来判断能力が不十分な状態になった場合に備えて、あらかじめ準備しておくものです。

〈後見人の役割〉

認知症高齢者は2012年の時点で65歳以上高齢者3079万人のうち約15%（約462万人）、認知症予備軍である軽度認知障害（MCI）は約13%（約400万人）いるといわれています。

病院や地域（施設・在宅）で認知症高齢者の方々の看護に携わることも日常的になり、看護の場面で後見人のいる患者や利用者にも出会う頻度が高くなってきました。そして、地域包括ケアについて学ぶにつれ、私は認知症高齢者の権利擁護や看護の現場で出会う後見人についてもっと知りたくなり、2014年8月～2015年2月の期間、東京大学政策ビジョン研究センター開講の「市民後見人養成講座」を受講する機会を得ました。

後見人の役割は、本人の生活・医療・介護・福祉など、本人の身のまわりの事柄にも目を配りながら本人を保護・支援します。しかし、後見人の職務は、本人の財産管理や契約などの法律行為に関するものに限ら

れており、食事の世話や実際の介護などは一般に後見人の職務ではありません。

ナースは、介護サービスや医療サービスを利用する上で後見人が行うべきことと、してはいけないことを知り、「生活を支える看護」の中の本人の意思の尊重（自己決定の尊重）に生かしていってほしいと思います。

〈介護サービスにおける後見人の業務〉

介護サービスの利用に当たって行うべき後見人業務としては

①要介護認定などの申請

②居宅介護支援業者等との介護契約の締結、変更及び解除

③ケアカンファレンスの参加

④介護サービス計画への同意

⑤身体拘束についての説明を受け、確認を行うこと

⑥利用者負担分、保険料の支払い（本人の預貯金等から支払い）

とされています。

また必要に応じ、介護記録の開示を求めて、記録を閲覧または謄写することにより、本人の生活状況を把握することも後見人業務の１つに数えられています。

身体拘束についてですが、特別養護老人ホーム等における入所者の身体拘束は、厚生労働省令（平成11年3月31日厚労令39号11条4項等）において、「当該入所者又は他の入所者等の生命又は身体を保護するため緊急やむを得ない場合」に限られており、個別にその具体的な理由、方法及び時間等を利用者本人や家族に対し、事前に説明し確認（の署名）を受けること（厚生労働省「身体拘束ゼロ作戦推進会議」発行『身体拘束ゼロへの手引き』平成13年3月、23～24頁）とされています。

成年後見人も、事前に説明を受け、また本人の意思及び心身の状況も確かめた上で、説明に納得できた場合は確認（の署名）をし、内容に疑問または不明な点があれば質問をし、身体拘束の必要性等について施設側に再考を促すことができます。しかし後見人には、看取り介護またはターミナルケアについては代わりに同意する権限（代諾権）はありません。

看取り介護（介護老人福祉施設）またはターミナルケア（介護老人保健施設等）を行うにあたっては、介護報酬に関する厚生労働省告示（平成24年3月13日厚労告95号）において、入所者または家族等の同意を得てその計画を作成すること、医師、看護師、介護職員等が共同して、入所者または家族の求めなどに応じ随時、本人または家族への説明を行い、同意を得て介護またはターミナルケアを行うことが求められて

います。このため、後見人がこの同意を求められることも時々耳にしますが、「後見人については治療行為を行うか否かについての代諾権がない」ということをナースは知る必要があります。

後見人は、本人の意思を尊重し、その心身の状態及び生活の状況に配慮しながら、本人の最善の利益を図ることを目的に、医師、看護師、介護職員とともに話し合いのもとでケアを選択してもらうことになります。

〈医療サービスにおける後見人の業務〉

医療サービスの利用において、後見人は入通院の際における診療契約の締結、つまり受診や入院の際の手続きについては、その代理権により患者本人を代理して行うことができます。ただし、治療行為の同意については、患者本人に医師などの説明を理解し判断する能力がない場合においても代諾権は与えられていません。そのため、後見人に検査や手術等の同意書を求めることはできないことをナースは理解することが必要です。

しかし、後見人には、本人の意思を尊重し、かつその心身の状態及び生活の状況に配慮して本人の最善の利益をはかる義務があるとされています。そこで医療サービスの利用に当たって行うべき後見人業務としては

①成年後見人の役割について、医師などの医療従事者に説明し理解を得る。

②インフォームド・コンセントを行うにあたって、本人の判断能力が不十分な場合には説明の際に同席して、本人に代わって質問し、又は本人に助言し、本人の意思が尊重されるように配慮する。

③家族その他本人と親しい者がいる場合は、その者が成年後見人よりも本人の意思を知っていることがある。その場合は、それらの者にも説明の際に同席してもらうなど手配し、本人の意思を確認する。

④本人の意思が確認できない場合は、本人の最善の利益をはかることを目的に、医師などの医療従事者及び家族などと共に十分話し合う。

⑤治療方針を決定する上で本人の心身の状態に関する情報（薬に対する副作用の有無等）が必要な場合は、家族または以前受診した医療機関もしくは介護サービス事業者などから情報提供を受けて、医師等の医療従事者に提供する。

とされています。

つまり、同意がない場合、医療行為の実施は、最終的には患者本人にとって最善だと思う判断のもとに医師に委ねることになります。

第2章 報告 ▶ 生活を支える看護師たちの実践 ❼

看護と生活は切り離せられない 「生活」の中に看護がある

訪問看護リハビリステーション 縁～えにし

石原 志津子 ▷ Ishihara Shizuko

元・株式会社 礎　取締役
元・訪問看護リハビリステーション 縁～えにし
所長

◆ 1987年に看護師資格取得後、病院に勤務し、内科・小児科・外科・ICUを経験。2002年介護保険施設に勤務し、介護支援専門員資格も取得。2004年から地域包括支援センター・在宅訪問診療クリニック・居宅介護支援事業所を経て、2010年に株式会社「礎」設立。2013年に訪問看護リハビリステーション縁～えにし を開設し、現在に至る。

　自宅で逝きたいと望んだ実父、義母の願いも叶えられなかった、ナースなのに……という無念さ、そして自分自身ががんサバイバーとなった経験が、石原さんを「生活を支える看護」に駆り立てています。ここでは、病院という空間ではできない在宅ならではの看護の魅力も含めて、石原さんの考える「生活」とは、そして、それを支えるにはどのような看護をすればいいのかが語られます。

　私は、2010年に埼玉県越谷市内で介護事業をしていた3人（ケアマネジャー・デイサービス管理者・福祉用具専門員）と一緒に4人で、株式会社 礎を設立し、その3年後、「訪問看護リハビリステーション縁～えにし」を開設しました。
　法人の経営理念は「地域の医療・介護・福祉の礎を築く」で、現在では居宅介護支援事業所、福祉用具貸与・販売・開発、住宅改修、訪問看護、通所介護、サービス付き高齢者向け住宅などスタッフ数は85人にもなりました。
　事業所のある越谷市は、埼玉県の東南部に位置し、東京都心から北へ25kmというベッドタウンです。2019年1月現在、人口約34万3000人

施設の概要

［スタッフ数］看護師8人、理学療法士3人、作業療法士2人、言語聴覚士1人
［利用者数］110人
［設置主体］株式会社 礎
［開 設 日］2013年10月1日

［所在地等］
〒343-0023 埼玉県越谷市東越谷2-17-6
TEL：048-911-6085
http://www.ishizue-c.jp/

ですが、高齢化率が急速に高くなっており、独居高齢者や高齢者夫婦世帯が多い地域になってきています。

実父と義母の死、そして自らが病気になって「生活を支える看護」の大切さに気づいた

● ナースなのに実父と義母を家で看取れなかった

ナースになって、内科・小児科・外科・ICUを経験した後、結婚して長女を妊娠したときに、実父が「膵臓がん」で終末期とわかり、両親との時間も持ちたくて退職しました。

実父には告知していなかったのですが、まるで自分の死を覚悟しているかのように身のまわりの片づけをしていました。大工だった父は、「自分で建てたわが家に最期までいたい、入院したくない」と意思がはっきりしていました。しかし、1993年当時は訪問診療や訪問看護がとても少なかった時代だったので、最期は入院となり、病院で看取りました。

その後、3人の子育てのときは専業主婦でしたが、夫の母が「肺がん」と診断され、また介護が始まりました。義母も「最期まで自宅にいたい」と望んでいましたが、2001年は介護保険が施行された翌年で、まだ在宅療養制度が未成熟だったため、病院で看取りました。

私はナースとして、実父と義母の望みを叶えてあげられなかったことがとても残念でした。それが現在の仕事の原点です。

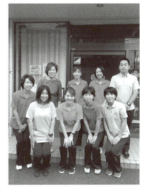
●訪問看護リハビリステーション 縁〜えにしのスタッフ

● 訪問看護リハビリステーションを立ち上げると同時に……

義母の介護をしているときに、私は自分の身体の異変に気づきました。しかし、介護と育児があるため、誰にも相談できず様子をみていました。

義母の死後、やっと受診したら「乳がん」と診断されました。その後、手術、そして治療が開始されました。治療中に夫の転勤が決まり、京都から埼玉へ転居しました。乳がんになった後、いろいろな方に支えていただいたと、本当に感謝しています。

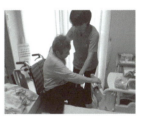
●その人の可能性を引き出す訪問看護

そのような中、私は自分のがん治療や、親の介護と看取りの体験から「在宅看護」に興味を持つようになりました。そして、介護保険も学ぶために、ケアマネジャー（介護支援専門員）の資格を取り、地域包括支援センターに勤務しました。その後、越谷市内で訪問診療・在宅看取りに力を入れている医師のクリニックに勤務しました。

そして、前述した法人設立です。まずは地域での連携をはかるため居宅

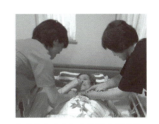
●家族とともにケアできるのも訪問看護ならでは

介護支援業務から始め、その後、訪問看護リハビリステーションを立ち上げました。ところが、それと同時に自分自身に「胃がん」が見つかったのです。今は、胃がんの治療をしながら、業務をこなす生活を送っています。

● 自らの死を意識したとき「生活を支える看護」の大切さを知った

結婚前の病院勤務時代は外科やICUが中心でした。病院で亡くなることが当たり前の時代で、「患者がどこで最期を迎えたいのか」ということを正直深く考えたことはありませんでした。それよりも、病気をした患者が回復し、退院することが最大の目標でした。

しかし、家庭に入り、子育てをし、親の終末期介護をし、親の望む場所での看取りが叶わなかったことで意識が変わってきました。そして、自分自身ががんになったとき、私は初めて「死」を意識しました。「自分はこの先どのように生きたいの？」「どこで死ぬことになるのだろう」と考えるようになりました。私が「生活を支える看護」に転身したのは、このときだったのだと思います。

私の考える「生活を支える看護」

ここで、私の考える「生活を支える看護」のキーワードを紹介します。

看護にとって「生活」は切り離せられないもの
「生活」の中に看護がある

私は「生活」の中に看護や介護はあると思います。なぜかというと、在宅療養をされる方は「生活」をしている中で、病気とともに過ごします。したがって、その方の「生活」から看護を切り離して考えると治療が継続できないと思うのです。「生活」とともに医療・看護・介護があります。病気とともに生活を送る方も、これからどんどん増えてくるでしょう。

訪問看護をしていると、終末期の患者が退院後に元気になることが多いのに驚かされます。病院での治療だけが治療ではありません。「生活の質を上げること」も治療につながる効果、つまりケアです。

私自身、乳がんと胃がんの治療をしましたが、もちろん生活とともに療養していた時期があり、そして今があります。人は常に、病気とともに生活・人生を送っていると感じます。

● グリーフケアも含めての"看取り"のケア

「生活を支える看護師」において、これから重要なケアになってくるのが"看取り"でしょう。特に在宅での看取りは病院での死に比べると、ま

キーワード

終末期の患者が退院後に元気になる

「余命1カ月」と言われた患者が自宅に戻って1年以上生きた、など在宅看護ではよく経験されること。自宅自体が患者にとってのケアであることがよくわかる。そのような患者とかかわれるのも訪問看護の醍醐味の1つだ。

だまだ少ない状況です。そして、以前の自宅での看取りに比べて、今の在宅看取りは多職種連携で取り組むもので、患者や家族を含めてのケアの要素が強くなったと思います。

　大切なことは、"看取り"とは死に方を支えるのでなく、その直前まで生きている患者を支える、死にゆく患者の家族を支えるものであると意識すること。そして患者が亡くなった後に家族のグリーフケアを行うこと。これらすべてを含めたものが"看取りケア"だと思います。

自分らしく過ごせる"自宅"は最良の療養場所

　ここで、私が訪問看護でかかわらせていただいたＨさんの"看取り"の事例を紹介します。

▼

✤ 隠れてタバコを吸った跡を見つけて……

　Ｈさんは70歳代男性。大腸がんの末期で、高齢者夫婦のみの世帯です。病院で「これ以上の治療はない」と言われ、在宅看取りを希望して、在宅緩和ケアを受けることになり、退院しました。

　Ｈさんは、入院前は酒もタバコも大好きでしたが、入院してからはやめたとのこと。でも、自宅に戻ってきてからは、隠れてタバコを吸うようになりました。訪問看護でうかがったときに、ベッドにタバコの焼け跡を見つけて発覚したのです。

　Ｈさんに話を聞くと「自分がこの先どうなるのか不安が強くなると吸いたくなる」「酒もタバコも"ダメ"と言われ、出かける元気もないから何もすることがない。もう早く死にたい」と切実な様子です。

　私はＨさんの「生活の質」を高めるために、タバコ・お酒を主治医に許可してもらいました。そして、「残された時間を、コソコソと隠れてお酒を飲んだり、タバコを吸ったりするのではなく、好きに、堂々といきましょうよ」と言いました。

✤ 好きなことをして、自宅にいることで「生活」が続けられた

　Ｈさんはそれから変わりました。生活リズムにメリハリができ、ベッドから起きて、庭でタバコを吸うようになって、徐々に庭に出て過ごす時間が増えました。また、お酒も少し飲むだけで食事量が増えました。ベッドでの食事でなく食卓に来て、妻と食べるのです。

　自分らしく時間を過ごせるようになったＨさんは「余命2カ月」と宣

キーワード

「好きに、堂々といきましょうよ」

　病院であったら病室でお酒やタバコは絶対に不可能。しかし、在宅なら、時と場合によって十分可能だ。遠慮をしている利用者の背中を押せるのは、医療のわかるナースしかいない。

第2章　報告▼生活を支える看護師たちの実践❼〜訪問看護リハビリステーション 縁〜えにし

告されていたのに、1年ほど生ききり、在宅看取りを迎えました。家族からは「好きなお酒を飲めてタバコも吸えてよかった、ゆっくりした時間を過ごすことができました」との言葉をいただきました。

病院だと禁止事項が増えてしまいますが、在宅では身体に大きく影響しないなら「お酒もタバコもあり」です。"その人"らしい生活をしていただく──それも緩和ケアだと感じたケースです。

▽

その他にも、「ペットと過ごしたいから自宅に戻りたい」と訴えて、退院された方がいます。この方は、介護ベッドにずっと犬や猫が寄り添っていて、とても幸せそうでした。在宅療養では、そのようにペットと過ごすことで穏やかな時間を持つ方たちも多いのです。

また、病院にいれば、ただ"患者"でしかありませんが、自宅にいれば療養中でも役割があります。元気なときのように動けなくても、父・母と役割があり、いてくれるだけで家族が機能する面があるのです。そして、その役割のおかげで生が延びることはめずらしくありません。

自分らしく過ごせることができる"自宅"は、急性期は仕方がないとしても、回復期や維持期には"最良の療養場所"であると思います。

キーワード

"自宅"は回復期や維持期には"最良の療養場所"

回復期や維持期には、介護の環境さえ整えば、最良の療養場所は"自宅"であることを、地域のナースたちは知っている。その意味を病院のナースにどのように伝えていくか、「生活を支える看護」において、常に考えなければならないテーマだろう。

「病院の看護」と「生活を支える看護」

● 退院したら継続できない"指導"はいまだに多い

病院の看護は「治療効果を高める」「回復する」ための支援がメインだと思います。治療効果を高めるために、患者に対して"指導的"な側面が大きいのが病院です。つまり、関係性でいうと急性期の病院は治療最優先ですから、「主治医や看護師が患者より優位に立っている」ように感じます。それは、「医療者側の治療目標に患者が合わす」「退院のために指導に従う」という、患者にとっては一部分のみのかかわりに過ぎません。

一方、在宅の看護は「生活」そのもの、「生活」を送りながらの治療を支えるものです。患者の家に私たちが訪問、つまり"お邪魔する"するのですから、まずは受け入れていただくところから始まります。病院と違って、対等な関係が築きやすいといえるでしょう。

入院中に指導されたことを、実際に自宅に戻ると、それを守ることができず、以前の生活に戻ってしまう患者はけっこういます。そうすると、その人の生活と病院で指導されたことが乖離してしまいます。そしてま

た同じことを繰り返してしまいます。でも、実は患者自身が、その弱さを一番わかっているのです。そのため、訪問看護では指導の仕方も生活に沿った無理のないところから始めます。患者の目標に沿って、できることから少しずつケアしていきます。

　終末期の看護も病院だと最期まで治療的な要素が続きますが、在宅だと、その人らしい片付け（人生のしまいかた）の中で緩和ケアをすることができます。このときは、主治医による治療ではなく、訪問看護を含む多職種連携のかかわりが主になってくることを日々感じています。

　そのような中で、病院のナースは「生活」を見ようとする視点に“偏り”があるのでは、と思うことがあります。もちろん、すべての病院ナースがそうだとは言いませんが、そう感じさせるナースは少なくありません。では、なぜ、その“偏り”が生まれるのでしょうか。

　入院時のアセスメントは、病気の原因を解明するためにかなり詳細です。その後、治療→指導です。ただ、その指導が「患者が退院後も継続できるか」「それぞれの生活状況に応じて可能かどうか」という評価が少ないのです。最近は退院調整もよく行われるようになり、在宅サービスとの連携もスムーズになってきましたが、患者に適していない処置や服薬指導がまだ多いように思います。確かに、その患者に必要な治療や処置なのかもしれませんが、継続できなければ、病気が再発・悪化する恐れが高くなってしまいます。それならば、その人の能力や生活に応じた退院調整・指導があるべきだと思います。

● 病院ナースと訪問看護師の情報交換の場が欲しい

　在宅ですでにかかわっていた患者が入院になったとき、私たち訪問看護からは情報提供を行います。患者の全体像をお伝えできると思いますし、入院中も連携が取れるので、退院調整のときもスムーズです。このような訪問看護側からの積極的な情報提供事例を繰り返していれば、病院のナースも「生活の視点」で患者をみてくれるようになると思います。最近は病院の中にも地域連携委員会を設置し、積極的に在宅との連携をはかってくれることがあります。

　また、各県の看護協会などでは「訪問看護1日体験」を企画してくれるところもあります。これがどの病院でも可能になれば、病院ナースと地域のナースは、常に連携して“チーム看護”ができると思います。

　病院は「生活の場」とは違うため、その視点で看護していくのはなかなか難しいところもありますが、自宅に訪問するため「生活」が見えやすく、

キーワード

訪問看護側からの積極的な情報提供

　多くの病院に地域連携室などが設置されてきて、在宅・施設のナースとの連携もよくできるようになってきていると思われるが、本当に連携しなければいけないのは病棟のナースたち。そのためには、病院から退院した患者のその後を、訪問看護側から積極的に伝えることが第一歩になる。

「生活」とともにケアするという考え方を持つ訪問看護との密な連携がとれるように動くことはできるはずです。

「生活を支える看護師の会」に参加して

　私にとって「生活を支える看護師の会」は、ナースとしてだけではなく、人生の学びの場です。それぞれの職場でトップ、あるいは管理をしているナースの集まりですから、経験豊富ですし、同じ経験値のナースは1人もいないので、それぞれ視点が違います。そのため、気づきが多い、発想が豊か、発言が面白いなど、大変勉強になります。

　「生活を支える」というのは、大変大きなテーマなので、未だに明確な答えが出せていません。そのテーマを追究していく看護という専門職の会です。メンバーそれぞれが自分の地域やさまざまな会で発信をしていき、ネットワークが広がって、そういう中で話し合いを重ね、この大きなテーマに答えを出していかなければならないと思います。

＊

　今、私の「生活を支える看護」は、8割くらい実践できているように思います。ただ、患者・利用者それぞれの生活に応じたケアはできていると思いますが、最終的には本人の意思によって療養生活が決まるし、治療の選択・拒否もできます。それは本人が選択したものですから尊重すべきなのですが、ケースによっては介入することもあるし、本人の意思でなく家族の意思を尊重することもあります。あるいは、本人の意思の尊重ということで、これ以上のケアをしないのか葛藤することもあります。この葛藤の分が残りの2割です。

　看護・介護はすべて生活の中にあり、特別なものではないと思います。このように考えられるようになったのは、ナースとして仕事をしてきたそれぞれのステージと、私自身の結婚・出産・親の介護・自分自身の病気などのライフステージなどからでしょう。

　これからも住み慣れた地域で、自分らしい「生活」をしながらの人生の終い方（しまいかた）を考えている人を支えていきたい。病気をしても自分らしく選択できる人生を、"その人"が考えていけるような看護をしたいと思っています。また、訪問看護は患者・家族から教えていただくことが多く、それらを私自身の人生に活かしていけるようなナースになることが、私の今の目標となっています。

キーワード

本人の意思でなく家族の意思を尊重

　看護が支えるのは、まず第一に"その人"本人だが、さまざまな条件で、家族の意思を尊重しなければならないことも起きる。ただ、そのときでも「ご本人はどう思っているのか」と常に考えて、方向性を決めていくことが大切だ。

第2章 報告 ▶ 生活を支える看護師たちの実践 ❽

看護にとっての「生活」とは "優先すべき指標"

千住ことぶき訪問看護ステーション

桶田 玲子 ▷ Oketa Reiko

前・医療法人社団寿英会
千住ことぶき訪問看護ステーション
所長

◆1995年日本大学医学部附属看護専門学校卒業後、日本大学医学部附属板橋病院精神神経科、株式会社「やさしい手」、豊島中央病院等を経て、2002年より千住ことぶき訪問看護ステーション入職。2013年より管理者。2017年9月退職。

　病院や一般企業での看護にかかわったのち、2002年に訪問看護の世界に飛び込んだ桶田さんは、「生活を支える看護」が個人のためのものだけではなく、地域全体、ひいては日本国民全てに展開されるものという確信を得るようになりました。
　2018年に、桶田さんは訪問看護から施設看護へ転身しましたが、ここでは訪問看護ステーションの管理者時代に考えたことをあらためて振り返って述べていただきました。

　「千住ことぶき訪問看護ステーション」は、東京都足立区千住地域に古くからある外科・内科を主診療とする病院が経営する医療法人社団寿英会が、介護保険開始前年の1999年末に開設しました。2016年9月現在の利用者数は100人弱で、スタッフは看護師6人、理学療法士1人、事務1人の計8人です。足立区内千住近郊を主たる訪問エリアとしています。
　千住地域は旧宿場町であり、昔ながらの下町情緒を残しつつも、中心となる北千住駅は複数路線の乗り換え駅として栄え、近年では大学の誘致が進み、老若男女が入り乱れる独特の地域性を持ち合わせています。しかし

施設の概要

［スタッフ数］　看護師6人、理学療法士1人、
　　　　　　　事務職1人
［利用者数］　100人弱
［設置主体］　医療法人社団寿英会
［開 設 日］　1999年12月16日
＊2016年10月時点

［所在地等］
〒123-0873 東京都足立区千住3-6
　　　　　　ツオード千住壱番館703号
TEL：03-5813-3337
http://www.jueikai.com/kotobuki.html

低所得者や高齢者世帯が多く、また独特の老朽化した住宅が多いことも特徴となっています。

もともと "人" への興味・関心が強かった

私は訪問看護ステーションに就職しましたが、「生活を支える看護」にドラマチックに転身したわけではありません。日々の仕事を通して徐々に自分の在宅看護観がつくり上げられていったのだと思います。モヤモヤとしていた思いや気づきが、さまざまな利用者との出会いの中で少しずつ形になり、「所長になる」という立ち位置の変化によって、より明確に追い求めるという取り組み方へと変わっていきました。

もともと「医療」や「看護」という視点より、患者その人への興味・関心が強いナースだったように思います。病棟やクリニック勤務をしていた時代は「しなければいけない」ことに追い立てられ、「してはいけない」ことに縛り付けられる自分がいました。本当に目まぐるしい日々で、振り返って後悔や反省で思い悩むことはあっても、実践の場で考えられないことが多く、自分の力量のなさを感じていました。

今でももちろん完璧な仕事ができるわけではないし、この先も完璧まではたどり着けないはずです。でも人としての自由さを武器に実践できる訪問看護の仕事は、自分にとって矛盾の少ない仕事だと思っています。

キーワード
患者その人への興味・関心が強いナースだった

病気ではなく、"患者" 自体に興味があるベースは、まさに「生活を支える看護」そのもの。その視点から提供される看護ケアは、その人の持っている可能性を引き出す art ともいえよう。

私の考える「生活を支える看護」

ここで、私の考える「生活を支える看護」のキーワードを紹介します。

優先すべき指標

「生活」のよし悪しは他人が決めることではありません。私も自分の「生活」を考えたとき、「本当はこうしたほうがよいけど、こっちのほうが簡単で面倒くさくない」とか「昔からこうしているから、人から言われても変えられない」ことだらけです。子どもの頃でさえ、親にああしろこうしろと言われれば反抗したくなったものです。

なのに、健康上の問題で人の手を借りる必要が出てきたとたんに「生活」はいとも簡単に侵害されます。住環境・食生活・清潔行為・動作・運動・余暇・睡眠に至るまで……。さまざまな場面で本来の "自由" がなくなります。そして健康の回復や維持のために、その自由のなさは「仕方がな

い」になってしまいます。

　もちろん非常に適応能力が高く、望ましい新たな「生活」を積極的につくり出す人もいるでしょう。それはそれで素晴らしいことですし、これも1つの"自律"だと思います。

　ただ、多くの人はそうそう自分を変化させることができません。身体が痛み、気持ちが弱り、心細さが募る状況で、自分にとっての快適な「生活」が何よりも心を癒してくれるのかもしれません。

● "その人"が今までつくり上げてきた「生活」とは

　ナースは病気や障害の克服や受け入れ（理解）、健康の維持回復、病気にならないためのリスク回避のためにかかわります。問題点は何なのか、改善点はどこにあるのか、どうしてこうなったのか、このままだとどうなるのか――そんなことをアセスメントしながら衣食住環境をみます。

　これを自分の「生活」に対してされると考えるとどうでしょう？　何も手を出されなかったとしても、「生活」を覗き込まれ、評価され、採点され、変更点が列挙されただけでも気が滅入ります。

　「生活を支える」ために、優先すべきは今までつくり上げてきた「生活」そのものです。その人にどんな歴史があり、どんな道を選択し、何を求めて今の「生活」ができ上がってきたのか。その人にとって何が重要で、何が価値のないものなのか。それらを紐解いていく中で、ナースとして患者・利用者をみます。そうすることで自ずと援助の方向性は見えてくるように思います。

● 「生活」の中での看取りは「究極の日常」

　また、看取りについて考えてみると、「死」そのものは人生で1度しか自分に巡ってきませんし、「死」を体験したことがある人もいません。だから「死」は人生において非常に特別なものです。ですが「死」は必ず誰しもが経験することで、いつ「そのとき」が来るかは誰もわからず、常に可能性は0％ではありません。

　ということは、命を授かった瞬間から人は看取りの道を歩いています。まさに「生活」そのものが看取りであり、看取りとは「究極の日常」だと思います。

　「終末期」「ターミナル」「エンドオブライフ」「終活」など、看取りに関する言葉はたくさんありますが、ドラマチックに意識することで「日常」から逸脱します。驚くことでも楽しいことでも悲惨なことでも可笑しいことでもなく、「当たり前」に「必ず」やってくることとして「生活」の一

キーワード

優先すべきは今までつくり上げてきた「生活」そのもの

　目の前の"その人"には、どんな人生があって、今の「生活」を築いてきたのか。過去のあらゆるものが、今のその人を存在させているという認識でかかわれば、何が必要なのかは自然とわかってくるはず。

第2章　報告▼生活を支える看護師たちの実践❽〜千住ことぶき訪問看護ステーション

111

部のように、"その人"に浸透していかせることが「生活を支える」ことにつながるのではないかと考えています。

「病院の看護」と「生活を支える看護」

● 病院のナースと訪問看護師の絶対的な違い

　訪問看護ステーションに実習に来た看護学生などによくする話があります。訪問看護ステーションのスタッフが足りず、系列病院のナースに急遽対応してもらうことになったとします。利用者情報とケア内容、物品の場所や家族の介護力などを細かに説明すれば、きっとその病院ナースは看護サービスの提供ができます。それは、表面的なケアの内容が「診療の補助」と「療養上の世話」だからです。観察力や感性の豊かなナースであれば、さらに何かに気づいて持ち帰ってくるかもしれません。

　では、訪問看護師は何が違うのか。それは「ナースが直接手を出さない時間をどれだけコーディネートできるか」だと考えています。週に1回1時間が予定サービスだとして1週間のうち、あとの167時間、訪問看護師は直接何かをすることも観察することもできないのです。それが在宅です。その167時間をナースがいなくても困らず、迷わず、安心して「生活」を送ることができるように想像力や知識や情報を総動員して、1時間の訪問の間に対策を練ることが求められます。

　もちろん必要性があって訪問の頻度を上げたり、時間を延ばしたりすることが可能な場合もあります。ですが安易に訪問頻度を上げることを選択するのは、現実的に利用者負担を増やしますし、看護（医療）への依存を招くこともあります。医療への依存はさまざまな意味で「日常」を奪います。訪問回数の増加や訪問時間の延長は、必要性を吟味して、目標をきちんと捉えた上で期間を限定して導入する必要があるかもしれません。

　極論を言えば、負担や不安を増やすことなく、「ナースを必要としない状況」にいかに持っていけるかだと思います。

　私は介護保険施設等で働いたことはありませんが、程度の差こそあれ大きな違いはないと考えています。少ないナースで大勢の入居者を全て看て回ることはできません。夜間にナースが常駐していない状況も在宅と同じで病院ではあり得ません。「介護職などの他職種に活躍してもらうために何をすべきか」という視点が必要になるのではないでしょうか？　自分が動くのではなく本人を含め、周囲に動いてもらう。そのための知恵と想像

キーワード

ナースが直接手を出さない時間をどれだけコーディネートできるか

　これは訪問看護では必須のスキル。自分が介入することで何にどう影響させるか。目的を明確にし、経過を想像することで自分がかかわらない時間に必要なことがわかるようになる。想像に必要な情報は、まず"その人"の「生活」を知ることから始まる。

力と行動力が「生活を支える看護師」には求められるのだと思っています。

「生活が見える病院ナース」は希有な存在

なぜ、「病院のナースは生活が見えない」と言われるのでしょうか？

何よりも病院は「生活」の場ではないからです。本来、病院は治療のために滞在しているに過ぎません。治療が必要なくなれば、早々に退院するのが当然ですから「不都合なく快適に過ごせる場」があれば十分です。治療を優先させ、治療効果を上げるために「不都合なく快適に過ごせる場」とすることが療養上の世話に当たると病院のナースは考えています。目の前に「生活」は存在しません。だから「見えない」のが当然です。

しかし、ここで困ったことが起きます。治療が必要なくなれば早々に退院するはずですが、そううまくはいきません。なぜなら「治療が必要でなくなる」という状態が「患う以前の状態に戻る」わけではない患者がたくさんいるからです。「入院前とは変化した状態の患者が、入院前の生活空間に戻る」という現象が確実に起きます。高齢者の入院治療が増え、医療の進歩により「変化」が大きくても退院できる可能性が増え、診療報酬の改定という時代の波の中で「変化」があっても退院しなければならない患者が増えました。だから「困ったこと」がどんどん発生することになります。この「困ったこと」に敏感に気づき、興味を持ち、"点"ではなく"線"で物事を捉え、想像力を働かせられるナースだけが「病院にいながらも生活が見えるナース」になります。

見えないものを見ようとする能力やエネルギーを持たなければ越えられない壁のようなものがあります。簡単なことのようですが、これが非常に難しいのだと思います。「生活が見えていない病院ナース」が多いのではなく、「生活が見える病院ナース」が現状では奇跡に近い貴重な存在だと私は認識しています。

「生活」を知っているナースからの働きかけがやはり重要

病院ナースが在宅・施設の見学をする研修・実習が増えてきました。これは確かに院内での患者の退院支援の参考にはなるけれど、ただ「見学」「体験」すれば変わるというものではないと思っています。あくまでも「参考になる」だけで、「参考にする」かどうかはそのナース次第ですし、「（どう）参考にする」のかも人それぞれです。「見学」や「体験」そのものも、勤務が過密で人員不足であるこの業界において時間を確保するのは容易ではないし、それだけの投資をして得られるものに確約はありません。

重要なのは、「生活」を見ている（知っている）ナースが「生活」の見

キーワード

病院にいながらも生活が見えるナース

患者の「困ったこと」に敏感に気づく。点ではなく線で物事を捉える。想像力を働かせる──これらの力を持つナースならば、病院にいながらでも「生活」は見えるが、忙しい病院の業務に流されて、このようなナースは少ない。

第2章　報告▼生活を支える看護師たちの実践❽〜千住ことぶき訪問看護ステーション

113

> **キーワード**
>
> **生活に重点を置いた視点が"院内外"にかかわらず看護にとって重要**
>
> 病院ナースや訪問看護師だけでなく、全てのナースがこのような視点を持つことが、これからの超高齢少子時代には絶対に必要。この意識を高めるためにも、日本看護協会をはじめ職能団体の積極的な研修の展開などを期待したい。

えない場所にいるナースにいかに伝えるかではないでしょうか。看護の視点を使って伝えられることが、共通言語を持つ看看連携の強みです。「生活に重点を置いた視点が"院内外"にかかわらず看護にとって重要だ」という認識をお互いが持つことができれば、時間を要するやりとりも情報共有だけで解決できる時代が来るかもしれません。

病院ナースに在宅看護の理解を求めるのではなく、お互いの立ち位置を理解し合い、「困ったこと」にならない道を探り合える関係性があれば、同職種なのですから協働できるはずだと思っています。

● バランス感覚が求められる施設のナース

看看連携の面でいえば、病院と在宅だけではありません。地域の特別養護老人ホームなどの"施設"との連携も必要です。

病院は、入院や受診に来る患者を受け入れることで管理責任が発生し、「安全」が優先されます。在宅は「生活」の責任は本人（家族）にあるので安全よりも優先されることが多々あります。そして、施設は、双方の条件が重なり合う位置にあるため、非常に難しいバランス感覚がナースに求められるのではないかと思います。

もっとも何をもって「安全」とするかの指標は病院と施設では違ってしかるべきだとは思います。私が、そういう認識で施設ナースをわかろうとしている、という表現のほうが適しているかもしれません。

いずれにせよ、地域包括ケアが進む中で、病院・施設・在宅のナースの連携は、まさに欠かせないものとなっていくはずです。

地域包括ケアに向けて考えておきたいこと

今、国が旗を振って進めている「地域包括ケアシステム」はまだ未知数だと思いますが、人口動態の急激な変化や国の財政は計算上の予測が立っているので、それとあまりにもかけ離れた変化（もしくは変化しないこと）はないと思います。医療介護業界での議論が活発ですが、案外思いもよらない分野の方々が全く違った発想やアプローチでシステムを構築していくのではないかと、淡い期待をしています。そうなったときにナースはついていけるのか？　それが疑問であり、課題であると思っています。

● 看護に「費用対効果」が求められるようになれば

在宅看護業界においては特に「費用対効果」がサービスの質として評価されるようになるといいと思います。現状では「機能強化型」に代表され

るように、さまざまな医療的需要に「柔軟」に「手厚く」対応できる能力（体力）が評価されています。

　具体的には、在院日数の短縮や病床数の変化により、今までなら入院していた人たちが在宅に戻り、入院対応していた人たちの一部が入院適応外として認識されるようになることで、在宅における医療依存度が上がります。利用者の不安を軽減して在宅生活を維持するために、それらに対応できる「機能の高い」在宅看護が必要だということです。

　しかし、この発想は在宅における「病室」をつくることとあまり違いがないように感じます。場所が変化しただけで「看護の考え方」に変化がないのではないでしょうか？　これでは費用ばかりがかさみ、在宅でのナース不足はいつまでも解消しません。地域による格差も広がります。

　生産人口が減り、要介護者が増え、経済が縮小していく中で「手厚い看護」は幻想となっていくはずです。医療依存度の高い重症者に対応できないのは困りますが、それを追い求める機能評価は提供サービスの地域による偏りを生みますし、「生活を支える」という観点からは遠のいていくように思えるのです。

　例えば「50人の重症者を10人のナースで対応し、希望通りの生活を維持している事業所」ではなく、「100人の利用者を3人のナースで対応し、ナースがかかわることで生活が（理想的ではないが）維持できている事業所」を評価できる視点が必要です。今までのような、条件による算定基準を設けるのは非常に難しいかもしれません。だからこそ、「費用対効果」を客観的に評価できる第三者機関が必要になるかもしれません。これは看護に限らず、介護保険事業全て（特にケアマネジメント）について言えることのように思っています。

● 個人の「生活」ではなく、国民全体の「生活」を考える

　利用者が求めるサービスがよいサービスなのではなく、利用する側される側、ひいてはサービスの土台となる費用を支える納税者にとっても納得のできるサービスをナースの視点から切り開いていかなければいけないと思っています。そのためには利用する当事者や家族にも自主性・主体性が当然求められます。それにも増して専門職が動くということはお金がかかるということを私たち自身も忘れてはいないでしょうか？

　「生活を支える」とは、利用者本人だけでなく、その家族、かかわる仕事をしている人たち、そして国民全員の「生活」が結果的に支えられなければ、自己満足に終わるのではないかと考えています。

キーワード

場所が変化しただけで「看護の考え方」に変化がない

　診療報酬や介護報酬の改定のたびに“機能強化型”と名のついた評価基準が生まれる。しかし「手厚く」ケアを提供することが「質のよい」ケアとは言えない。本人の可能性を最大限に生かすかかわりをしているケアを評価したい。

「生活を支える看護師の会」の活動を通して

　会の主題でもある「生活を支える」という文言に非常に共感したために私は参加しました。自分の視野を広げるためにも、知識を得るためにも違うフィールドで活躍するナースの意見が聞ける場は非常にありがたいものです。共感や賛同ではなく、違った視点からの意見は刺激そのものですし、口論ではなく討論ができる機会はなかなかありません。日々の悩みを相談する場としても、それぞれの分野で活躍されている先輩方からの意見は的を射ており、自分の看護に対するモチベーションを支えてくれるとともに、時には軌道修正や立ち止まる機会を与えてくれます。

　今、会の運営スタッフとして「生活を支える」の趣旨から逸れることのない情報や場所を、たくさんの同じような迷えるナースと共有していければと思っています。

＊

　これからの自分のことですが、できることならば、利用する人全員が「訪問看護を卒業」できるようなかかわりができればと思います。「卒業」が「利用の卒業」のことを意味する場合もあれば「精神的な卒業」を意味する場合もあります。もちろん現実的に看護サービスが必要不可欠な状態の方もいますし、終末期の方であれば「卒業」は論外と思われるかもしれません。でも常に「本当にそうだろうか」と自問自答をしていきたいのです。

　重症で医療依存度が高く、高度な対応が必要で、できる限りの看護ケアをして、利用する側の満足度も高く、充実感や達成感があるだけの看護は求めません。奉仕の精神ではなく、公共的サービスを担う専門職として公平で持続可能で他職種に業務委託ができ、1人でも多くの「困っている」人を「それほど困らない」程度の状況に変える手助けができる、そんな仕事がナースとしてできればと思っています。そのためには、いかに"その人"と人間的な関係性を深められるか、本人や家族を取り巻く人たちの思いをくみ取れるかが大きく影響します。

　そして何より「自立支援」を声高に唱えたところで、自分自身が本当の意味で自立（自律）を理解していないと、ただの押しつけになってしまいます。相手を見て自分を見る、それをずっと続けられるナースでいられればいいと思っています。

キーワード

違った視点からの意見は刺激そのもの

　同じナースとはいえ、働く環境が違うと視点も違うし、感じ方や意見も異なってくるだろう。しかし、看護の本質は1つだから、違った視点からの意見も理解でき、ハッとすることも多いはず。「生活を支える看護師の会」のようなさまざまな環境で看護をしているナースの集まりが、ますます広がってほしい。

第2章 報告 ▶ 生活を支える看護師たちの実践 ❾

看護にとって「生活」とは毎日の積み重ね

いずみ訪問看護ステーション本木

清水 さかえ ▷ Shimizu Sakae

社会医療法人社団医善会
いずみ訪問看護ステーション本木
所長

◆ 都立広尾看護専門学校卒業後、都内病院で総合内科病棟勤務。その後、訪問看護ステーションに転職。2009年に現在のステーションに入職し、2013年より所長。同年より東京都訪問看護ステーション協会の委員会のメンバーとしても活動。

　看護師2年目までは「がん化学療法看護認定看護師」になりたいと思っていた清水さん。悪性リンパ腫と診断された1人の患者を受け持ち、治療効果が上がらず、退院したその患者とのやりとりから、思いは「生活の場での看護」に向かうことになります。ここでは、清水さんが「在宅だからこそできる」と実感したケースを振り返りながら、「生活を支える看護」の可能性を報告します。

　現在、所属している訪問看護ステーションは東京都足立区本木にある「いずみ記念病院」を母体としています。母体の病院は1982年に鹿浜橋病院として開院し、「まじめでひたむきに行動する」を理念としながら、地域医療の一端を担ってまいりました。2005年12月に足立区の誘致により現在の本木へ移転し、病院名も「いずみ記念病院」として生まれ変わりました。
　法人の基本方針は「親切でより良い医療と介護を目指す」で、患者や家族に"トータルファミリー ケア サービス"を提供することです。急性期から回復期までを担う病院以外にも、介護老人保健施設・訪問診療・訪問看護・訪問リハビリテーション・通所リハビリテーション・訪問介護・居

[スタッフ数] 看護師6人、事務職1人
[利用者数] 57人（2018年7月）
[設置主体] 社会医療法人社団 医善会
[開設日] 1999年1月1日

[所在地等]
〒123-0853 東京都足立区本木1-3-7
TEL：03-5888-2121
http://www.izumikinen.or.jp/kanren/tsusyo-riha/

施設の概要

宅介護支援などの在宅部門のサービスも充実しています。

　足立区は独居や高齢者のみの世帯も多く、介護力や経済面での困窮などを抱えている困難事例も少なくない地域だと思います。当ステーションは病院の敷地に隣接しているため、法人からの依頼も多いのですが、地域の居宅介護支援事業所や病院・クリニックとも連携しており、地域に根差したサービスをめざしています。

「生活する場」での看護へと導いた血液疾患の患者との出会い

● がん化学療法看護認定看護師をめざしていたが……

　最初に就職したのは都内の総合病院の総合内科病棟でした。慢性疾患や難病、がんなど疾患はさまざまですが、レスピレーターなどの医療機器を装着した重症患者も多く、業務の大半は「診療の補助」でした。

　当時、担当していた患者は抗がん剤治療を行う方が多かったこともあり、看護師2年目くらいまで、私は「がん化学療法看護認定看護師」になりたいと思っていました。

　その後、患者Jさんとのかかわりをきっかけに在宅で働くことに興味を持ち、ナースになって6年目で訪問看護の世界に入りました。当時、訪問看護ステーションの求人の多くは「臨床経験5年以上、点滴などの処置は一通りできること」などの条件があったので、5年目までは病院で勤務していたのです。

　そして、総合病院から、都心に近い訪問看護ステーションに転職しました。初めに働いたステーションでは先輩看護師と同行する中で、訪問リハビリのスタッフが多数いたので、PTやOTにリハビリの指導を受けたり、患者・利用者について一緒にカンファレンスを行うことも多く、よい経験となりました。数年間、そのステーションで勤務しましたが、結婚をきっかけに、実家もあり、生まれ育った足立区にある現在のステーションに移り、2013年に所長になりました。

● すぐに再入院すると思っていた患者からの楽しそうなメール

　私が訪問看護をめざすきっかけになった患者Jさんは、ナースになって2年目くらいに受け持った40歳代の血液疾患の女性でした。

　Jさんは入院後、悪性リンパ腫と診断がつき、抗がん剤治療が開始となりましたが、副作用は強く出ているのに治療の効果がほとんどなく、入院

が予定よりも長期化していました。抗がん剤の治療が開始されてしばらくすると白血球などのデータが下がり、易感染の状態となるため、無菌室に入ったまま出られない期間の中で、輸血、抗生剤の点滴、採血などが連日続きました。

Jさんは仕事も多忙でしたが、趣味は食べ歩きで、休日も出かけるのが大好きな方でした。何クール目かの治療の後に、Jさんから「治療を続けて入院しているよりも家に帰りたい」との希望があり、主治医や家族とも話し合いの末に退院されました。

当時は「治療を中止する」という選択肢を選ぶ患者は少なく、たいていの入院患者は病院の主治医が勧めるままに最期まで病院で治療を継続していました。そのため、Jさんが退院を決意した際も病院側のスタッフは「退院してもすぐに再入院するだろう」と思っていました。しかし、実際は違っていました。

私はJさんを長期間受け持っていたので、しばらく彼女と退院後もメールなどでやりとりしていました。彼女から来るメールには、いろいろなところに食べ歩きに行って楽しんでいること、入院中に支えてくれた婚約者と結婚したことなどが書かれており、在宅での生活を楽しんでいる様子がよく伝わってきました。

そしてJさんは1年以上も外来通院のみで過ごしました。外来に来られたときにお会いすると、「あのとき退院してよかった」と笑顔で話されていました。今、振り返ってみると、あのときに私は「治療する場」の病院とは違う、「生活する場」での看護の仕事にかかわりたいという気持ちが強くなったように思います。

私の考える「生活を支える看護」

ここで、私の考える「生活を支える看護」のキーワードを紹介します。

看護にとって「生活」とは
毎日の積み重ね

病院での看護は治療を行うための「診療の補助」が主ですが、在宅に戻ってからは「生活の支援」が主となります。

例えば、「尿閉」と言われて、バルーン留置されている患者がいた場合に、病院では「管を抜きたい」と希望しても、治療優先ですから、まず無理と言われてしまいます。しかし、在宅では患者が「管を抜きたい」と希望す

キーワード

「治療を続けて入院しているよりも家に帰りたい」

もし、患者の口からこのような言葉が聞けたら、まず、どうしてそのように思ったのかを、病院のナースは深く考えてほしい。それが患者の気持ちに寄り添う看護への第一歩になる。

キーワード

退院後もメールなどでやりとり

病院のナースは、訪問看護などでつながっていない限り、退院してしまった患者のその後を知ることはなかなかできない。気になる患者がいたら、メールで退院後も連絡をとってみると、在宅に戻った患者の思わぬ一面を知ることができるかもしれない。

第2章　報告▼生活を支える看護師たちの実践❾〜いずみ訪問看護ステーション本木

れば抜去が可能かどうか、家族・主治医・ヘルパーなどの多職種も含めてみんなで検討します。

また、「オムツを外したい」と希望すれば、排泄動作に関しての環境の調整やリハビリなどの検討をして「外すこと」を目標にケアを行います。そして、そうした「日常生活動作の積み重ね」により患者・利用者は自立支援を促され、結果として ADL が上がってくることもあります。

● 毎日の積み重ねの延長線にある "看取り"

そして、この「毎日の積み重ね」の最後にあるのが "看取り" です。在宅の場では、看取りは特別なものではなく、「生活の延長」なのです。

昔は自宅で最期を迎えることは当たり前の時代もありました。しかし、その後は病院で亡くなることが多くなり、そういう時代に育った世代では在宅で最期を迎えるのを特別なことと感じてしまいがちです。それは患者や家族だけでなく、介護職などのスタッフも同様で、死に向かっていく患者のケアをするのが怖いと思うことも少なくありません。

そんなときこそ、医療の知識や看取りの経験もあるナースが、そうした場面で力を発揮していくことができると思います。

「病院の看護」と「生活を支える看護」

● 「生活の場」では、病院ではできないこともできるときがある

「病院の看護」と「生活の場での看護」の最も大きな違いは、"治療" を目的としているか、"生活すること" を目的としているかだと思います。

また、「患者本人の力を呼び起こす」という点でも違いがあると思います。例えば、入院中に「転倒のリスクがある」と判断された場合、トイレのときはナースコールを呼んでもらい、トイレ介助を行います。夜間などでスタッフが少ない時間帯はポータブルトイレの使用や場合によってはオムツで対応するケースも少なくありません。患者が 1 人でトイレに行こうとすると、病院では看護師から「転んだら危ない」と注意をされてしまうこともあります。病院では「転ばないように安全に過ごす」ことが優先されるので、患者はあまり動かない環境で過ごすことになります。

一方、在宅では、退院時に病院から「自宅でも転倒の危険が高い」との理由でポータブルトイレを準備することもありますが、実際に退院後、訪問するとポータブルトイレは使用せずに 1 人で上手にトイレまで歩行していることが多くあります。なぜ、在宅では 1 人でトイレに行けるよ

うになるのでしょうか？

在宅では病院のようにナースコールを押せばすぐに誰かが来るわけではありません。病院のように1人では動いてはいけないとなると排泄したいタイミングにそばに誰もいなければ失禁で対応するしかないのです。排泄の介助をしてもらうことに抵抗がある方も少なくありません。ADLが低下して介護ベッドが導入されると自宅の構造上リビングが居室に変わることもあります。「家族みんなで団らんする場所にポータブルトイレを置いて利用すること自体に抵抗がある」と話す患者もいます。

在宅のスタッフは「1人でトイレに行ったら危ないからダメですよ」と注意することは少ないと思います。病院と異なり、24時間そばにいられるわけではないので、注意していても1人で行きたければ行ってしまいます。だから「1人でトイレに行きたい」と希望すれば、実際の歩行状況や室内の環境を確認し、手すりなどの福祉用具の検討が必要か、歩行能力の維持のためにリハビリなどが必要かなど「トイレに行くための支援」をみんなで検討していきます。その結果、ADLが向上し、自然と筋力がアップして安定した歩行ができるケースも多いのです。

● 病院ナースに訪問看護の現場を見てもらう

よく「病院のナースは在宅のことがわからない」と言われます。これはやはり「病院のナースは在宅の経験がないナースが多いから」だと思います。在宅で働いているナースはたいてい病院の勤務経験があるので、病院も在宅も両方を理解できる立場にあります。

では、どうしたら病院のナースに在宅のことを理解してもらえばいいのでしょうか？　やはり、病院から退院した患者・利用者が自宅でどのように過ごしているのかを見てもらうことでしょう。退院した後にどんなふうに生活しているのか、在宅でかかわっている訪問看護師やヘルパーなどが訪問する際に同行して様子を見てもらうことが一番だと思います。そのために在宅側からも、病院のナースに積極的声かけをしていかなければと思っています。

地域包括ケアが進む中で思うこと

今、国が進めている地域包括ケアシステムをうまく進めていくには、介護保険や医療保険などのサービスのみの対応では不可能な状況です。まずは地域の住民が公的なサービスだけではなく、自分の住んでいる地域がど

キーワード

自然と筋力がアップして安定した歩行ができるケースも多い

入院して安全最優先の環境では、ナースによるトイレ介助、夜間のオムツという排泄ケアではすべてがおまかせ。患者の持っている力を発揮できない。自宅で介護がないときに自分でする、ということで、結果的にADLの向上につながるケースが多いことを病院のナースは知ってほしい。

第2章 報告 ▼ 生活を支える看護師たちの実践⑨ 〜いずみ訪問看護ステーション本木

のような方向で進んでいくのかを住民1人ひとりがどのように考えていくかで、地域が大きく変わっていくように思います。

地域包括ケアは、医療・看護・介護・福祉が一体的に、地域で展開されていくことが目標ですが、そういう中で進んでほしいサービスがあります。全国的に一部の高齢者住宅などでは取り入れているところもあるようですが、それは要介護状態となった高齢者や障がいのある方などと地域住民が集うオープンな交流の場づくりです。これが進めば、地域の医療職・介護職・福祉職・一般住民がそれぞれに連携をとることにつながり、地域包括ケアを進める1つの取り組みになるかと考えています。

「多職種連携」という言葉はよく聞きますが、同じナース同士での連携も十分にはできているとはいえません。病院、訪問看護ステーション、介護保険施設、デイサービスなど組織ごとのネットワークは連絡会などの形でありますが、お互いの仕事や施設の特徴、仕組みなどについて知らないことがたくさんあります。働く場所や立場に関係なく、「生活を支える看護師」という立場で活動している私たちの会のような存在を、いろいろなところに知ってもらうことも連携の一歩として大切だと思います。

キーワード

地域住民が集うオープンな交流の場づくり

地域包括ケアが進む中、地域住民の集う場に、要介護状態の高齢者や障がいのある人が参加するのは理想のケースといえる。そのときに、高齢者の背中を押せるのは医療も介護もわかるナースではないだろうか。

「生活を支える看護師の会」に参加して

この会の特長は、働いている場所や立場は違いますが、「生活を支える」という視点は同じ仲間が集まっていることです。同じナース同士でもお互いの仕事の内容を知らないことも多く、お互いの仕事を知ることで普段の仕事で感じている連携の困難さを解決する糸口が見えることがあります。そして、まだ若輩者の私にとっては、何よりパワフルな先輩方と会うことでたくさんの刺激をいただいています。

*

今、私の実践している「生活を支える看護」は60点くらいでしょうか。

日々、いろいろなケースに遭遇する際に「この対応でよいのだろうか。もっとこうしたらよかったかもしれない」と思うこともあります。在宅で療養している患者や家族を支える上では介護職との連携も重要ですが、課題も多くあります。また、患者や家族が医療や介護に依存してしまうケースも少なくはありません。在宅で療養する上で、患者や家族のセルフケア能力の支援ができるような看護の提供を心がけ、「生活を支える看護」の得点をもっと上げていきたいと思います。

第2章 報告 ▶ 生活を支える看護師たちの実践 ⑩

看護が支える「生活」とは"自ら生きること"

さいわい訪問看護ステーション

三橋 由佳 ▷Mitsuhashi Yuka

前・社会医療法人財団 石心会
さいわい訪問看護ステーション
訪問看護認定看護師

◆ 病院附属の看護学校を卒業後、同病院で外来・整形外科などを経験。1994年より訪問看護に従事。2001年より基幹型在宅介護支援センター・地域包括支援センターなどを経て、2010年より訪問看護に戻る。2012年「さいわい訪問看護ステーション」入職。2017年社会福祉法人川崎聖風福祉会かわさき基幹相談支援センターに移り、現在、所長。

　病院ナース時代、退院していく患者の在宅療養でのADLの低下を常に心配していた三橋さん。訪問看護の世界に入った後に、同じ利用者にかかわるヘルパーからの一言で「生活を支える看護」の大切さに気づかされました。その後、三橋さんは基幹相談支援センターに移りますが、ここでは訪問看護ステーションに所属していたときに感じていた「生活を支える看護」について振り返っていただきます。

　「さいわい訪問看護ステーション」は神奈川県川崎市幸区にある、社会医療法人財団石心会の在宅事業部に所属しています。石心会グループは、急性期病院の川崎幸病院と埼玉石心会病院を中心に、クリニック・健診機関から訪問看護ステーション・ヘルパーステーションなどの在宅ケア、そして特別養護老人ホームまで、トータルな医療・福祉サービスを展開しています。グループの基本理念は「断らない医療」「患者主体の医療」で、地域密着の活動をしています。

　さいわい訪問看護ステーションは24時間緊急体制をとっており、年齢や疾患にとらわれず、在宅生活を希望して療養が必要な方が、よりよい生

施設の概要

［スタッフ数］ 看護師12人、事務職1人
［利用者数］ 100人程度
［設置主体］ 社会医療法人財団 石心会
［開設日］ 1993年8月2日
＊2016年10月時点

［所在地等］
〒212-0027 神奈川県川崎市幸区新塚越201
　　　　　　ルリエ新川崎6階
TEL：044-556-4213
http://www.sekishinkai.or.jp/saiwai-zaitaku.html
（在宅事業部）

活を送られるよう支援しています。

利用者の「生活」に寄り添おうとするまで

● 訪問看護から地域包括支援センター、そして再び訪問看護に

　祖父が医師だったこと、母が若くして乳がんで他界したことなどが大きく影響して、私は医療従事者にあこがれていましたが、他の道も模索……。結果、ナースになりました。

　私は病院附属の看護学校を卒業後、そのままその病院に勤務しましたが、すぐに辞めると思われたのか「外来勤務」でした。でも、そこでは他の新人が体験できないような（あの当時はまだ制度的にも訪問看護ステーションはなかった）訪問看護を実践できました。その後、整形外科病棟に異動し、「患者さんは退院した後にADLが変化して大変だろうな〜、どんなふうに生活しているんだろう……」と思うことが多く、「今度、就職するときは自宅近くで訪問看護！」と決めていました。

　念願かなって自宅近くの病院に入職し、外来所属の訪問看護室に入ることができました。その後、ステーションの立ち上げ（管理）を行いましたが、「もっと地域にいたい」と思い、基幹型在宅介護支援センターに転職しました。その後、地域包括支援センター調整課（当時は全国でも川崎市にしかありませんでした）に配属されました。

　いろいろ考えて、再度足もとを見つめ直そうと思い、訪問看護に戻ったのが2010年4月です。9年間のブランクがあったので、少々怖かったのですが、1年間、現場で実践しながら、訪問看護師としての"リハビリ"を行いました。

　すると「もっと、学ばねば……」と感じることが多く、訪問看護認定看護師をめざしました。2012年に何とか合格し、現在に至ります。

● ヘルパーの助言で「真の訪問看護」に目覚める

　私が「病院」から「生活を支える看護の場」に飛び出てきた理由は2つあります。

　1つは「病棟から退院する際の患者のADLの変化」です。在宅療養をすることでADLが低下しないよう、訪問看護で支えたいと思ったのです。

　そして、もう1つは、訪問看護に従事し始めたときのヘルパーからの助言です。これは、ものすごく私の転機になり、「生活を支える看護」に転身したモデルとして、介護支援専門員向けの書籍の一部に書いています。

キーワード

退院した後にADLが変化して大変だろうな

　病院のナースで、このように思っているナースはきっと多いはず。「大変だろうな」で終わらせないで「やはり大変なんだ。支えたい」と思うようになれば「生活を支える看護師」はもっと増えるに違いない。そのためには、地域からのフィードバックが大切だ。

訪問看護師になりたての私は、なぜかものすごく変な自信を持っていました。「私の伝えることはしっかり患者さんに伝わっている。私は看護をきちんと提供できている」と思い込んでいました。

ところが、夫であるKさんが認知症の妻Mさんを介護している老夫婦のみの世帯に訪問していたときのこと、Kさんは降圧剤を内服する必要がありましたが、それを私は「コンプライアンスよく、きちんと内服できている」と自慢していました。ところが、病状は改善しないばかりか悪くなってくるのです……。

私は「Mさんの介護のストレスかな？」などと思っていたのですが、ある日、ヘルパーの方から「Kさん、クスリ、きちんと飲めていないよ。三橋さんの説明がわかっていないのではないと思うけど……」と打ち明けられたのです。かなりのショックでした。

なぜ、うまくできなかったのだろう……と考えに考えました。そして、わかったことは「病棟での指導と同じことをしていた」のです。そのとき、私はKさんの「生活」に寄り添っていないことに気づかされました。内服で守ってほしいことは、病棟でも在宅でも全く同じですが、それが生活の中で継続できるための工夫が必要だったのです。この出来事がなければ、私は "ミニ医者" ナースになっていたと思います……。

私の考える「生活を支える看護」

ここで、私の考える「生活を支える看護」のキーワードを紹介します。

自ら生きること

"看護" は、患者・利用者が今まで生きてきたように、この後も自分らしく生ききるためのエンパワメントを "その人" に築いていただくためのサービスの1つだと思います。医療的ケアがある場合、指導することもありますが、むしろ、今までの生活を教えていただき、それを利用者や家族と共有し、継続していくことができるよう、利用者や家族の力を正確に把握しなければならないと考えています。

生ききる環境が整えられていない場合、その原因を探り、解決するために、本人にどの程度の思いがあるのかを知り、その思いに沿って、どのように解決していくかを提示する……その繰り返しが、生きること、生ききることへの支援につながるのではないかと思います。そして、その生ききる先にあるのが "看取り" だと思います。看取りは生活の一部、または生

キーワード

私は "ミニ医者" ナースになっていた

医療が高度になり、専門別になるのにしたがって、看護もその傾向が強くなってきているのではないだろうか。ナースが高度な知識を身につけるのはよいが、"ミニ医者" になる必要は全くない。

活の延長線上にあるものだと考えています。

「病院の看護」と「生活を支える看護」

"看護"は共通の概念ですので、病院と在宅で「違い」があってはいけないと思います。しかし、"役割"の違いはあると思います。ナースが24時間かかわることのできる病院（この点では施設も同じです）と、夜間は本人と家族で乗り切らねばならない在宅では、おのずとナースの役割は異なってくるはずです。また、本人の健康を維持するために"看護"は提供するものですが、その方法や手段には違いがあります。特に「処置」と「リハビリテーション」に関することには違いが多くあるように思います。

処置での違い

病院と在宅では衛生材料の費用が変わってくることがあります。例えば、褥瘡に関して、病院で最先端の被覆材を使用して加療されている場合、在宅でそれと同じものを提供しようとすると"自費"になることがあります。

在宅療養では、できるだけお金をかけないで同じようなケアができる環境を整えたいので、「同じ被覆材を数枚（数回分）、次回の外来受診時（または往診時）に間に合うよう、退院時に持たせてください」と依頼すると、非常に困惑されることがあります。

また、病棟で常備されている衛生材料を使用して加療していた場合、在宅に戻ったときに同じ衛生材料を揃えるのは難しいだろうと考えるのか、「なにもしなくていいですよ」と退院指導される場合があります。すぐに訪問看護が導入されればよいのですが、数日後の場合、悪化していることがあります。家族に指導される場合、ぜひ、退院前に訪問看護に処置内容を教えていただければと思います。

リハビリでの違い

リハビリに関する認識の違いもあります。病院の地域医療連携室などで相談を担当している方が、「在宅リハビリは理学療法士や作業療法士などセラピストだけが行える」と思っていることがあります。そのため、訪問看護ステーションに理学療法士がいないと依頼が来ない場合があります。

ナースは利用者の「生活」を考えて、生活リハビリを構築できます。退院するとADLはほとんどの場合、落ちてしまうため、早期にナースが「自宅で生活しながらできるリハビリ」を伝える必要があります。実際に、訪問看護師によるリハビリ指導で、めきめきと利用者のADLの拡大がはか

キーワード

「処置」と「リハビリテーション」に関することには違いが多くある

"看護"の本質は、病院でも施設でも在宅でも変わらないが、その方法や手段は、環境によって明らかに違いがある。特に病院のナースは衛生材料等が乏しい在宅の事情をよくわかっていないと、適切な退院支援はできないことを知ってほしい。

れたこともあり、そのことを知っていただきたいと思います。

病院のナースと「生活」を共有するには

「病院のナースが退院した後の患者について理解できていない」と言われることがあるのは、対象者の日常生活を詳しく聞き取り、共有する時間がとれないからではないでしょうか？

入院すると必ずアナムネーゼ（基本情報）をうかがいますが、そのとき焦点を当てているのは「病歴」だと思います。そして、今は、薬剤師が薬の整理をしてくれますので、その内服方法すら把握していなくても回っていきます。「薬を飲むこと」が"その人"の生活のどのような位置づけであるのかとか、薬に対する"その人"の考え方、もっと言えば、治療を受けることへの"その人"なりの考え方を、病院のナースは聞き取る時間がないのだと思います。それが積もり積もって、結果的に「入院したそのときだけの看護」になり、あとは診療の補助を繰り返すだけ。そのまま退院ということになるのではないでしょうか……。

では、どうすれば病院ナースが「生活を支える看護」に近づくことができるか……。"百聞は一見に如かず"だと思いますので、例えば半日でもよいので、訪問看護に同行実習してくれるとよいと思います。どのような利用者でもよいと思いますが、小児、認知症の独居生活者、難病の在宅療養者など、はっきりとした特徴のある方であれば、1回の見学でも現状を捉えやすいのではないでしょうか。

大切なことは「見学後の振り返り」だと思います。どういう思いで訪問看護を実践しているのかを、訪問看護師から伝え、病棟ナースがそれをどのように受け止めたかをきちんと、訪問看護師が受け止める──この繰り返しが、病棟での着眼点に幅を持たせてくれるはずです。

そして、入院中に病棟で「生活」への訓練を少しでも取り入れてくれれば、病院から在宅へ"継続"した「生活」が送れます。病院と在宅、私たちナースが"継続看護"を提供しているという自覚が生まれれば、「生活」に必ずつながると思います。

> **キーワード**
>
> **大切なことは「見学後の振り返り」**
>
> 病院のナースが訪問看護の体験をするなど、病院と地域の連携が強まる研修などが増えてきた。しかし、現場を"ただ"見ただけでは何も変わらない。大切なのは見学後の振り返りであり、その振り返りをフォローするのは在宅のナースの役割だろう。

地域包括ケアに向けて考えておきたいこと

医学教育も看護教育もカリキュラムが変わり、今、新しい教育を受けて

きている医師・看護師が増えてきています。その人たちが、どのような変化を見せるか……それによって、地域包括ケアシステムが「よい方向」に変わっていくと思っています。

　私が考える「よい方向」とは、まずは利用者の思いを受け止め、課題と思われることを抽出し、それを解決してくれる相手先につなぐことができる医療従業者がたくさん増えるということです。地域包括ケアシステムは、多職種連携ができなければ実現しません。連携の基礎は「相手の仕事の内容を知る」ことです。

　「地域包括ケアシステム」という考え方が、多職種協働・多職種連携を考えるきっかけになり、いろいな手法でいろいろな会議や勉強会が行われるようになりました。ぜひ、病棟・外来のナースも参加し、お互いを知ることができればと思います。

　介護保険はサービスの種類も増え、かなり充実したと思います。もっと広めたいサービスとしては、やはり「看護小規模多機能型居宅介護（看多機）」でしょうか。今、医療依存度の高い人のレスパイト先がなさすぎます。19床の有床診療所の活用もまだまだと感じています。

「生活を支える看護」が広まるためには

訪問看護ステーションの管理者の考え方がカギとなる

　「生活を支える看護」を広めるためには、まず「生活」に身近な訪問看護師がネットワークを組むことが有効だと思います。そのためには、ステーションの管理者が積極的に他機関との連携をとれるように時間的配慮を考える必要があると思います。例えば、スタッフ訪問看護師たちが地域の会議に出席することはまずありません。ここ川崎市でも、川崎市看護協会がスタッフ交流会を1年に1回企画してくれますが、なかなか参加できません。つまり、ネットワークの大切さを知らない、経験がないスタッフ訪問看護師が多いのです。でも、いろいろな立場のナースが困っていることなどを伝えあい、話し合うこと……これはとっても大切な教育ではないかと思います。なので、きちんと時間を取ってあげてほしいのです。

　ナースは勉強熱心です。疾患に対する勉強会は足しげく通っていると思います。でも、交流会のようなものは苦手意識もあって、なかなか参加しません。ナースはグループワークが苦手な人が多いのです。自分の思いを伝えてよい場所を確保するのは、離職率を下げるためにも必要だと最近

キーワード

管理者が積極的に他機関との連携をとれるように時間的配慮を考える

　「生活を支える看護」を実践しやすいナースといえば、やはり訪問看護師ははずせない。特に経験の浅い訪問看護師の場合、訪問だけでなく、仲間同士で話し合うことで感性がさらに高まるはず。その機会を持たせるのは管理者（所長）の考え方次第だ。

思っています。スタッフは"気づき"を得られないと、職務に忙殺されてしまう気がします。研修の一環として、きちんと時間を割いてネットワークに参加できる仕組みを管理者がつくる必要があると思います。

●「生活を支える看護師の会」は、私の"起爆剤"

そのような中、私にとって「生活を支える看護師の会」の利害関係のまったくない"看護師"としてだけのつながりは、自分の立ち位置を思い直させてくれます。「私の課題は何なのか」「私は今、何をしなければならないのか」「私は看護、あるいは看護師をどう考えているのか」など、"職業的私"を考え直してくれる存在です。

仕事だけではなかなか考えられません。「生活を支える看護師の会」は気づきを与えてくれる起爆剤です！　出会えなければ、こんなにたくさんのことを考えなかったかもしれない大切な仲間です‼

*

今の私の看護に点数をつけるとすると、70点程度だと思います。特に不足しているのは、利用者が入院中から病院側に積極的にかかわる姿勢です。病院側から連絡が来て、退院時カンファレンスもないまま、訪問看護を受けることも多いのです。そのとき、カンファレンスまでいかずとも、実際に患者や病棟ナースに会えればいいのですが、その時間がとれない。そして結局、退院してから調整しています。それは、利用者や家族にとっては不安なことだと思います。でも、そこに着手していない。他にいくつもできていないので、今は決して100点にはなりません。

私には「早くから訪問看護が入る必要があるケースばかりではない」という持論があります。3日間ほど本人と家族だけの"自宅生活のトライ"が必要だと思うのです。その結果、どこに不自由さを感じるかを訪問看護師と話し合ったほうが、よりよいサービス提供を構築できると思います。この3日間を乗り切るためにも、退院前に病棟に足を運び、「退院後に必ず伺うので安心してご帰宅ください」とお伝えする必要があります。

その他にも、今後、展開していきたいことがあります。
・市民に対して訪問看護の普及啓発を実践したい
　（訪問看護認定看護師としてのミッションもあります）
・介護支援専門員にナースの役割をきちんと伝えたい
・医師から逃げずに、話し合えるための思考を持ちたい
・学生や新人の指導で訪問看護のよさを伝えたい
　……まだまだいっぱいあります。欲張りですね……

キーワード

早くから訪問看護が入る必要があるケースばかりではない

病院から退院するとき、そのまま自宅に戻るのではなく、一度、老人保健施設や看護小規模多機能型居宅介護事業所で「在宅ケア」の準備のための入所をしてから自宅に戻るケースも出てきている。訪問看護が入る前に、在宅療養での問題点を明らかにできる可能性も高くなるに違いない。

第2章　報告▼生活を支える看護師たちの実践❿〜さいわい訪問看護ステーション

第2章 報告 ▶ 生活を支える看護師たちの実践 ⓫

"おせっかいおばちゃん"ができるのが「生活の場の看護」

訪問看護ステーション リカバリー／デイサービスふぁみりぃ

吉田 功代 ▷ Yoshida Isayo

訪問看護ステーション リカバリー
デイサービスふぁみりぃ
非常勤看護師

◆東京医科歯科大学医学部附属看護学校卒業後、東京医科歯科大学医学部附属病院に入職し、呼吸器内科病棟配属、その後、千葉健生病院、渋谷区保健指導員、在宅介護支援センター、行政、訪問看護ステーションなど、さまざまな職場を経験し、2015年より現職。

　病院・福祉施設・行政・訪問看護ステーションなど、ナースとしてのキャリアで実にさまざまなところで"看護"を実践してきた吉田さん。ここでは、まさに「生活の中での看護」を実感できる事例が詳細に報告され、吉田さんのこだわり「爪切り」についても述べられます。

さまざまな"看護の場"を経験して

● 「在宅看護をしたい！」となるまで

　中学生の頃からナースになりたいと思っていました。普通高校を卒業後、東京医科歯科大学医学部附属看護学校に入学し、1989年3月に同校を卒

施設の概要①　　　　　　　　　訪問看護ステーション リカバリー

[スタッフ数]	看護師21人、PT 16人、OT 7人、ST 3人、事務員1人
[利用者数]	469人（2018年6月）
[設置主体]	Recovery International 株式会社
[開 設 日]	2014年1月
[所在地等]	〒160-0023 東京都新宿区西新宿6-16-12 第一丸善ビル6F
	TEL：03-5990-5882
	https://www.recovery-group.co.jp/

施設の概要②　　　　　　　　　デイサービスふぁみりぃ（認知症対応デイ）

[スタッフ数]	管理者1人、生活相談員2人、介護職員2.5人、看護師3人、機能訓練指導員1人
[利用者数]	1日定員12人（現在登録22人）
[設置主体]	有限会社ナイスケア
[開 設 日]	2014年4月
[所在地等]	〒169-0075 東京都新宿区高田馬場4-31-10 FLAT MELS 1F
	TEL：03-6279-3460
	https://nicecare.tokyo/

業して、東京医科歯科大学医学部附属病院に入職しました。

ナース2年目のとき、肺がんの男性患者Nさんが「苦しい」と訴えているのに、医師は「もうどうしようもない」の一点張りで、あるとき、Nさんは8階の病室の窓から飛び下りて亡くなりました。当時は、がん患者に麻薬を使うことがメジャーではなかったのですが、私は「なぜ、もっと医師に麻薬を使うように強く言えなかったのだろう」と自分を責めました。「看護師としてのスキルを磨かなくては」と強く思った事件でした。

4年目になり、「何か変化があっても医師がいる甘えた環境の中で"看護師4年目です"と堂々と言えるのだろうか?」と考え、在宅看護がしたいと、千葉健生病院に入職しました。そのとき、阪神淡路大震災が起き、1カ月弱の期間、支援に行かせていただき、被災者1人ひとりの不安を聞いていく中で「やはり訪問看護がしたい」と思いが固まりました。

● 福祉の世界も経験して、今、デイサービスと訪問看護を

1997年10月、東京都渋谷区の訪問保健指導に従事しました。これは保健師が回りきれない分、保健師の代わりに「訪問看護指導」という名で訪問するものです。また、大学の看護学生の実習指導もしました。

1998年11月に社会福祉法人武蔵野療園渋谷区けやきの苑在宅介護支援センターに相談員として入職し、介護看護相談、医療機関や訪問看護ステーションとの連絡、福祉専門用具専門員や住宅改修業者とのやりとりなど、今で言うケアマネジャーの仕事をやっていました。

その後、福祉施設や地域密着型特別養護老人ホームのほか、地域交流機能や地域防災機能をあわせもった複合施設である「渋谷区総合ケアコミュニティ・せせらぎ」に入職し、9年間勤め、2007年以降、訪問看護ステーション、訪問診療専門のクリニック、有料老人ホームが併設されたクリニックで、入居者の状態観察や爪切りにいそしみました。

そして、2015年1月からは「認知症デイサービスふぁみりい」と「訪問看護ステーション リカバリー」で非常勤契約をして兼務をしています。

> **キーワード**
>
> **やはり訪問看護がしたい**
>
> 病院から地域に飛び出てくるナースは「どうしても訪問看護がしたい」など強い思いを持っているケースが多い。この強い思いはどこから来るのかを、自ら整理し、"言葉"に表すことで「生活を支える看護」の仲間が増えるかもしれない。

私の考える「生活を支える看護」

ここで、私の考える「生活を支える看護」のキーワードを紹介します。

"おせっかいおばちゃん"ができるのが
「生活の場の看護」

患者・利用者の「生活を支える」ためには、本人や家族からの情報収集

> **キーワード**
>
> **近所の"おせっかいおばちゃん"的なかかわり**
>
> "おせっかいなおばちゃん"は「生活」の中で、とても自然な存在ではないだろうか？ ナースがその役割をときどき担うことで、患者・利用者、そして家族の心の扉が開くことも多いように思える。

だけでなく、かかわっているヘルパー、ケアマネジャー、さらには近所の友人や民生委員とも立ち話しをしたりします。まさに、近所の"おせっかいおばちゃん"的なかかわりをすることで、さまざまな情報を得ることができ、それが「生活を支える看護」に生きるのです。

そして、私は「生活を支える看護」においては、保清・飲食・排泄がうまくいくようにすることを最も大切なものと考えています。

● 看取りを前に「爪切り」で爪の保清をする

「生活を支える看護」では看取りは特別なものではありません。その方の生活の最後にあるものなのです。ここでは「爪切り」という日常生活で当たり前のように行うものが、家族にとって大切な看取りに向けての準備だったケースを紹介します。

▽

✤ 84歳の認知症の女性Oさんの看取りと爪切り

Oさんは認知症による拒否が強く、同居の娘が介護を頑張っていました。亡くなる1週間前から食事もとらず、2～3日前から眠ることが多くなり、飲水もしなくなってきたため、ケアマネジャー経由で訪問看護の依頼がありました。訪問すると、娘は「着替えも手伝って欲しいけど、まず爪を切って欲しい」と言います。訪問看護師はかなり伸びていて、巻き爪となっていたOさんの爪を慎重に切りました。

Oさんはその2日後に息をひきとりました。お通夜の席に挨拶に伺うと、娘に「何よりも、気になっていた母の爪を切っていただいて、ありがとうございます」と、とても感謝され、さらに集まっていた親戚中の人に紹介されました。娘にとっては伸び放題となっていて気になっていた母親の巻き爪を、自分では切れなくて、訪問看護師が切ったことで、母親の看取りへの準備に進めたのだと思います。このような何気ないことが「生活を支える看護」ではとても大切なものだと思っています。

「病院の看護」と「生活を支える看護」

病院の看護と地域の看護を比較する上で、在宅看護の代表的なサービスである訪問看護のメリット、面白さを考えてみます。

〈訪問看護のメリット〉

・利用者の生活している場が見える
・マンツーマンケアができる。例えばゆっくり話が聞ける

・利用者の家族状況が見えるため、家族のケアもできる

・自宅で亡くなりたいと考えている利用者を最期まで支えることができ、
自宅での看取りが可能

・自分自身の看護スキルが、利用者に提供する看護にダイレクトに反映されるため、やりがいがある

　このメリットは逆にいえば、病院での看護では「できない」、もしくは「できにくい」看護です。ここが最も違うところであると考えます。病院は治療する場であり、在宅や施設は生活の場なのです。

「生活の中の看護」を実感したRさんのケース

　ここで「生活の中での看護」を実感した、Rさん／76歳女性／パーキンソン病、乳がん全摘後、総胆管がん／要介護5の事例を紹介します。

▽

✤ 高齢夫婦のみ世帯への訪問

　Rさんはほぼベッド上での生活。夫が主介護者で、2人暮らしプラス猫2匹。娘が2人、息子が1人いますが、訪問看護でかかわってから2年経過する中、娘2人は1回も来ていません。栃木県にいる息子（利用者は東京）は、3～4カ月に1回来ています。近所の友人Yさんが、毎日20～30分くらいずつ話し相手に来てくれているようです。

　Rさんは、起き上がり・歩行・飲食、全てにおいて一部介助が必要。水分や食事は夫がつくってオーバーテーブルの上に置いてくれますが、夫は食事介助までは手がまわりません。

　Rさんはパーキンソンのため毎回90分の医療保険による訪問看護を受けています。食事介助・水分補給・内服薬服用確認・歯磨き介助・トイレ歩行介助・浣腸＋摘便・パッド＆リハビリパンツ交換のほか、胸部に乳がん手術後の創が残っており、洗浄＋軟膏ガーゼ、ニュープロパッチ張り替えなどの処置をします。これら一通り必要なことをしていたら、時間内には到底終わりません。

　訪問看護ステーションの管理者は、「看護師しかできないことを時間内でやって、介護職がやれることは、ケアマネジャーにヘルパーさん入れてもらわないと……」と言っていますが、夫の「ヘルパーが来ると気を遣うし、"俺の時間"がなくなる。それに、お金もない」との理由で、2年半、介護保険ではデイサービスとショートステイを利用していますが、訪問介

キーワード

ヘルパーが来ると気を遣うし、"俺の時間"がなくなる

　これからますます増える高齢夫婦世帯で、要介護者が妻の場合に起きる可能性の高いケース。なるべく他人を自分の家に上げたくない頑固な夫に対して、ナースがどのようにアプローチしていくかが課題となる。

護は入っていません。訪問看護が90分未満で医療保険請求をし、それ以上時間がかかったときは、ボランティアになってしまっています。

利用者の家庭環境が把握できる現場

6月に入って暑くなってからは、訪問すると、Rさんは微熱があり、汗もびっしょりかいており、リハビリパンツや尿取りパッド内も尿でグッショリです。即座に水分補給してもらい、更衣後に解熱しました。これは毎回のことになっています。

この日、部屋に散らかっていた冬物の洋服を45リットルのゴミ袋3袋に詰め込み、押し入れにしまい込みました。その洋服整理をしているときに、夫と話をしました。

訪問看護師：こういう片づけは、娘や息子を呼んでしてもらいましょうよ。

夫：それができないから困っちゃうんだよな。ショートステイでRがいないときにやろうと思っているけど、寝て終わっちゃうし……。

訪問看護師：いいんですよ。寝ることを優先してください。

夫：長女は精神病で、呼んだら余計に悪化しちまう。次女はシングルマザーで子どもが障害者。2人暮らしで手が離せないし、息子は片づけなんて無理だ。お金があれば、Rを施設に入れたいが……。俺だって、鼠径ヘルニアの手術を勧められてるしなあ。

訪問看護師：鼠径ヘルニア？ では、その手術や入院に合わせて、奥様にショートステイとってもらわなきゃ！ お金のことこそ、息子さんに援助してもらいましょうよ。息子さん、以前、「僕はどうすればいいですかね？ 僕にできることってありますか？ 栃木に呼んで同居することも考えます」と言っていたじゃないですか。

夫：俺は親らしいことを息子にしてないので、俺のプライドが許さない。

訪問看護師：そんなこと言っている場合じゃないんじゃないの？

そんな会話をしながら、**1時間半なんて、あっという間**です。

1年ぐらい前から、夫はRさんに手を上げるようになりました。ケアマネジャーと地域包括支援センターの担当者にかかわってもらっていますが、デイサービスを週4回に増やし、ショートステイを3週間に1回利用するのがやっとにとどまっています。

先日、ショートステイから帰ってきてすぐに手を上げたので、Yさんが息子に連絡。息子はすぐに来て、ケアマネジャーに連絡。その結果、緊急

キーワード

1時間半なんて、あっという間

訪問看護で自宅に滞在できる最長の時間が90分。しかし、看護ケアのほかにもさまざまなことをしていると、あっという間に過ぎてしまう。計画を立てて、時間内で終わらせることを考えるとともに、利用者や家族との対話も大切にしたい。

ショートステイを利用することになりました。

病院のナースに勧めたいデイサービスの見学

　私は病院の看護師に「デイサービスを見学してほしい」と常々思っています。デイサービスはまさに「生活を支える看護」を実践できる場です。さらに、訪問看護のように"点"でのケア提供ではないため、下記のようなメリットがあります。

〈デイサービスのメリット〉

・少量しか水分とっていただけない利用者に、少しずつ時間差で何回かに分けて摂取していただけるようにケアできる
・入浴のある人は、脱衣場で全身を観察できる
・トイレ介助に入ることで排泄状況やADLが把握できる
・昼食を一緒にすることで食事の摂取状況がわかる
・コミュニケーション、食事や排泄、体操などの活動を通して、認知機能の程度を把握できる
・ケアに対して拒否がある人に、ある程度、時間があるのであの手この手で対応したり、スタッフの数がいるので人を変えたりして対応できる

「生活を支える看護」を広めたい

　「生活を支える看護」を実践するために、私は地域での集まりに参加し、住民の求めていることをキャッチしようと思っています。あるボランティア団体が主催する「ほっと安心カフェ」に月2回参加していますが、ナースということは聞かれたら答えますが、自分からは言わないで"近所のおばちゃん"として参加しています。

　そんな私の中で「生活を支える看護師の会」は、同じ視点で働くナースの仲間が、お互いの仕事を知ることで、自分の仕事の問題としていることの解決策が見つかったりする場となっています。月1回の定例会で、メンバーに会うと安心します。心のパートナーのいる場所です。

*

　今の私の"看護"は85点くらいでしょうか。

　私が兼務をしているデイサービス事業所と訪問看護ステーションは同じ東京都新宿区内にありますが、法人は別なので、利用者がかぶることはあ

キーワード

デイサービスを見学してほしい

　病院のナースが訪問看護ステーションの同行訪問をすることは多くなってきたが、特別養護老人ホームなどの施設の見学はまだ少ない。そして、デイサービスの見学はほとんどないのではないだろうか？　しかし、デイサービスで軽度の高齢者の姿を見ることで「悪化させない看護」に気づくことがあるだろう。

第2章　報告▼生活を支える看護師たちの実践⓫〜訪問看護ステーション リカバリー／デイサービスふぁみりい

りません。本来なら同じ事業所で継続して利用者のケアを行いたいところですが、今、2カ所を掛け持ちすることで、自分のしたい看護の欲求を満たしているのかもしれません。最後に、私のこだわりである「爪切り」について【column】で述べて、本稿を終わりにしたいと思います。

【COLUMN】 「生活を支える看護」における "爪切り" について

私は「爪切り」を1つのサービスとしてしっかり確立させたほうがよいのでは、と常々思っています。実は、私は爪切りが大好きです。爪が伸びている人を見ると、切らずにはいられません。自分の爪はすぐ終わってしまうのでつまらないのです。だから、人の爪切りがいいです。今思うと、小さい頃から、父母の爪切りしていました。最近は、してあげてないなあ～ (^^;;

〈生活を支える大切なケア "爪切り"〉

デイサービスでは、介護職と一緒に、排泄介助や入浴時の着脱介助をし、バイタルも介護職と一緒に協力し合いながら測定しています。数値はナースが確認するようにしていますが、私にとってこのバイタル測定時に爪の確認ができるのが楽しみです。

入浴時に介護職から「足の爪が伸びている」と言われて切ることもあれば、入浴しない利用者は特に足を見るようにしています。足先が冷たかったら、足浴して爪切りをします。高齢者は、趾間に垢がたまっていたり、水虫様皮向けがあったり、爪が肥厚していたり、巻き爪の方が結構います。そんな方にこそ、張り切ってケアに入っています。人の爪切りが大好きな私にとって、爪切りは私の「生活を支える看護」の大きなパートを占めています。

〈"爪切り" で苦痛をとることができる〉

私はデイサービスでも訪問看護でも、手の爪を切り終わったら、必ず足の爪も見ます。足の爪をおろそかにしている高齢者は多く、肥厚して分厚くなっていたり、巻き爪になっていたり……。その度合いがひどければひどいほど燃えてきます。

デイサービスでは、入浴後に切るようにしており、自宅でも爪を切るために、わざわざ足浴して爪切りをする人もいます。実は爪切りはフットケアもできるので有効なケアだと、私は思っていますが、効率よく仕事をしたい人だったり、時間制限がある訪問看護では難しいかもしれません。ケアマネジャーのケアプランになかったりすると、「余計なことをして」と言われてしまうこともあります。

デイサービスでも、爪切りは感謝されます。「看護師さん、爪切りお願いします」とよく言われます。「はい、喜んで！」と爪切りをしますが、デイサービスでも訪問看護でも「爪切り」には報酬はつきません。

以前、爪切りは医療行為なのか、介護職でもできるのかと問題に上がったことがありますが、私は "看護の目" で爪切りをすることの効果を実感しています。巻き爪や肥厚している爪の人は、よく「足が痛い。歩くときにつらい」と言います。足の爪をよく見てみると、膿が溜まっていることが多いのです。そこで、足浴と同時に「ちょっと痛いけど、頑張ってね」と膿を絞り出し、その後、爪を切ったら、痛みはなくなり、歩けるようになります。「あんたは神様や?!」と言われたこともしょっちゅうです。このように利用者の苦痛をとる爪切りをしても、普通の爪切りをしても、"ただのサービス" にしかならないことに「なんだかなあ?」と思う日々です。

〈大切にしていきたい "爪切り" のケア〉

20年くらい前、看護学生の実習指導についたとき、ある学生が「担当患者の看護計画で、この人にできることは何かわからないので、どうしたらいいでしょう?」と言われたことがあります。「洗髪とか、足浴とか、爪切りとかでもいいと思う」と答えると、「えー、爪切りですか？ 人の爪切りなんてやったことないので怖いです」と言うので、「じゃあ、親の爪切りをしてきて！」と宿題を出しました。

翌日、その実習生の親が乗り込んできました。「なぜ、うちの子だけ宿題があるのですか？ しかも、爪切りなんか今までやったことないというのに……」とクレームです。

私が大好きで大切に思っている爪切りですが、ナースでもできない人はいるかもしれません。しかし、爪切りのような生活の1シーンにある小さなケアを、私はこれからも大切にしていきたいと考えています。

第2章 報告 ▶ 生活を支える看護師たちの実践 ⑫

「生活の中の看護」が支える"その人"の尊厳

医療法人社団 悠翔会

渡辺 美惠子 ▷ Watanabe Mieko
生活を支える看護師の会 副代表
医療法人社団 悠翔会
在宅医療部本部 看護部長

◆ 千葉大学医学部附属看護学校、同助産師学校を経て、1983年から国立国際医療センターで助産師として勤務。1992年デイサービスセンターの立ち上げにかかわり、看護の原点を学ぶ。訪問看護への思いが強くなり、1998年曙橋内科クリニック、2000年フジモト新宿クリニックで訪問診療・訪問看護業務に従事。2009年悠翔会に入職し、現在に至る。

　デイサービスでの看護が転機となり、訪問看護の世界に飛び込んだ渡辺さんは、定期巡回サービスにもかかわることで、あらためて「在宅」での看護の意義を強く感じるようになりました。ここでは、その経験から導き出された「生活を支える看護」の大切さが語られます。

　医療法人社団 悠翔会は、2019年1月現在、11カ所のクリニックを開業しています。すべてが365日24時間対応の機能強化型在宅療養支援診療所です。
　"地域"の特殊性はさまざまで、施設診療が多い地域では在宅医療が浸透していない現実もあり、逆に地域全体が在宅医療に力を注いでいるところもあります。大切なことは、何よりも「その地域のニーズを知ること」、そこからすべてが始まると思っています。

助産師からデイサービスのナースへ

● 病院助産師から地域医療の現場へ

　私は地元の高校を卒業した後、母が「女性は手に職を持つこと、資格を

[スタッフ数] 関連事業所含め約200人
[患者数] 約2600人
[設置主体] 医療法人社団 悠翔会
[開設日] 1993年8月2日

[所在地等]
〒105-000 東京都港区新橋5-14-10 7F
TEL：03-3289-0606
http://yushoukai.jp/

施設の概要

持ちなさい」と言い続けていたので、技能や資格を持てる職種の中から、何よりも子どもが好きで助産師を選びました。実は、母がスモンだったので「医療職につきたい」という思いもあったのかもしれません。

助産師学校卒業後、国立国際医療センター（当時）で助産師として勤務しました。その後、出産・育児を経験し、自身がどう看護職を続けていくかを考えていたときに、知人からデイサービスセンター開設の話を聞きました。地域のナースとして働くため、医療センターを退職後、区立のデイサービスセンターの立ち上げに参加しました。

当時はまだ、在宅療養支援診療所は制度化していなかったのですが、地元でも在宅医療に取り組む医師たちが出始めた時期でした。私は「再び医療にかかわりたい」との思いが募り、デイサービスからクリニックに移り、訪問診療の同行と訪問看護を始めました。

現在は、悠翔会で訪問診療同行と訪問看護をしています。定期巡回・随時対応型訪問介護看護にもかかわりました。

● 「病院は診断はするけど、どうすればいいかを教えてくれない……」

助産師は、新しいいのちをこの世につないでいく仕事です。しかし、生まれることができなかったいのち、障がいをもって生まれるいのち、社会的な背景から自分の子どもとして育てることができなかったいのち、その父・母・家族に寄り添い、支えていくことはできませんでした。病院という"治療"の現場では、物理的にも継続してかかわることはできず、その場でともに悲しむことしかできないのです。

在職中、2人のお子さんを出産し、2人とも障がいをもっていたお母さんは、2番目のお子さんを出産された後、「病院は診断するけど、どうしていけばいいかを教えてくれない……」と授乳室で言われました。どんな言葉も返せない。支援していく窓口すら知らない、つなげない私でした。

● デイサービスでの出会いが"転機"となった

いちばんの転機は、デイサービスセンターでのさまざまな職種との出会いでした。それは"宝"のようでした。そして、ナースとして自分がいかに力がないかも思い知らされました。当時の上司に「あなたのここでの専門性とはなんだ？」と、ことあるごとに突き付けられました。答えることはできませんでした。「生活」の中に身を置いたとき、これまで自分が学んできたことだけではナースとしての役割を果たしていけないことを突き付けられたのです。

しかし、それは私にとって仕事に向き合うチャンスとなりました。在宅

キーワード

これまで自分が学んできたことだけではナースとしての役割を果たしていけない

病院から在宅・施設の現場に出てきたナースなら誰もが実感する最初の壁。しかし、その壁を乗り越えられれば"看護の本質"に触れられる世界が広がるはず。生活の場で大切なことは介護職が気づかせてくれる。時にその壁は多職種とつながることで乗り越えられ、無限の可能性を開く。その醍醐味を「生活を支える看護師」が伝えたい。

の魅力を知って離れられなくなったからです。今ならば（正解かはわかりませんが……）、当時の上司の質問に答えられます。「私の役割は"生活を支えること"です」と。ナースである自分の原点がここにあります。

その後、クリニックで訪問診療の同行や訪問看護を始めたころは、子どもたちも小さかったですし、職場での悩みも深く、綱渡りの毎日でもありました。しかし、1人ひとり、利用者の自宅にうかがう中、終末期の方からも大きな力のようなものをいただく感覚を経験し、ますます在宅の魅力に取りつかれました。"その人"の「生活」の中に継続して入らせていただき、人生に伴走させていただくことは、病院ではなし得なかったことでした。"その人"の人生を知り、毎日の「生活」を理解し、細やかに、ていねいに、専門職として予測を立てて「生活」を支えていく。多くの職種の持てる力を統合させて、それぞれがつながっていく中での伴走は、今までにない充実感で、私はどんどんのめり込みました。

両親の死が教えてくれた大切なこと

● 深い後悔の思いが残る、父・母との別れ

私が、医療センターから転職の話をいただいたのと同時期、父が咽頭がんになり、同病院で加療。症状が出てから、なかなか診断のつかないまま、病院を転々としました。父の闘病ノートの最初には「無念」との文字。私は、いのちを長らえてくれることだけを身勝手に願い、最期まで告知できないまま、父を見送りました。

母は33歳でスモンを発病しました。一時期、歩けなくなって入院。亡くなるまでスモンとともに生きていました。当時は「奇病」「移る病気」とまで言われ、母の話では、私は「おかあちゃんが死ぬなら私も死ぬ」と泣いていたそうです。母も絶望の日々を送ったことは違いありません。

晩年も国と和解するまで、母は厚生省の前に布団を敷いて泊まり込みもしていました。しかし私は、そんな必死の闘いを母とともにすることもなく、なによりも母の気持ちに寄り添うことなく、母を見送りました。がんで逝った父、叔母の葬送のときに心筋梗塞で突然私の前から去った母、その事実が、取り返しのつかないことをしてしまったという深い後悔の思いとともに、今の私を動かしているのかもしれません。

そして、スモンという薬害。一部の権力者のために、多くの人が人生を狂わされました。当時、新潟大学脳研究所の椿忠雄教授が勇気をもって

キーワード

多くの職種の持てる力を統合させて、それぞれがつながっていく

在宅・施設など"地域"の場にはナースのほかにも多くの職種がいる。そして、それらの職種をつなぐハブ的役割を期待されているのはナースだ。なぜ、自分たちが期待されているのか、それを考えれば看護の素晴らしさにあらためて気づかされるだろう。

「キノホルムとの因果関係」を公表してくださいました。いのちを守るためには、権力に屈しない椿教授の覚悟を、自身に置き換えれば「目の前の"その人"とともにあり続けることなのだ」と思い続けてきました。

● 親しい人たちとの別れが、今の自分を突き動かしてくれる

人は誰しも生老病死、愛別離苦を避けて生きてはいけません。そんな人生を、私の目の前にいる多くの方は乗り越え、否、そのことを抱きしめながら生きておられる。助産師時代には知ることはなかった目の前の"その人"への思いが深くなったのは「在宅」でした。

訪問看護で自宅へうかがい、"その人"の「生活」の中に入れていただく中で、私は自身の父・母のことを投影させているのかもしれません。両親がいのちをかけて教えてくれた大切なことを、おろかな私は今、気づき、「生活を支える看護」に取り組みながら生きています。

私の助産師時代の先輩と同期、3人ががんで亡くなりました。いのちの誕生に深くかかわることを使命として生きてきた彼女たちは、自身の死を目の前にしながらも見事に仕事をやり遂げ、人生の幕を引きました。両親との別れのとき、自分が両親のいのちに向き合えていなかったことを思うと、別れの悲しみ以上に彼女たちへの尊敬の思いは強く、そして、今の私への課題をもらったような気がしてなりません。

私の考える「生活を支える看護」

ここで、私の考える「生活を支える看護」のキーワードを紹介します。

"その人"の尊厳

人は生活をする中であらゆる選択をしながら、自分の人生を生き、生活の中のどんなことも"選択"をしています。その選択ができるからこそ、「生活」があります。もし、選択ができないとしたら、どうなるでしょうか。自分のしたいことが「できない」。ただ、息をしているだけになるのではないでしょうか。それは最大の屈辱であり、苦しみです。「生活」の中で"選択"できることこそが、"その人"の尊厳につながるのだと、私は思っています。自身がどう生きて、どう死んでいくのかを、自分で選択し、決めることができてこそ、"その人"の尊厳があると思います。そして、その尊厳は「生活」の中でこそ輝くのです。

● 「生活」の場にいるナースが"看取り"でできること

そして、"その人"の尊厳は、看取りのときまで保たれなければなりま

キーワード

「生活」の中で"選択"できることこそが、"その人"の尊厳につながる

もし、「生活」の中で"選択"ができなかったら？
それは制約の多い病室の中と同じ。「生活を支える看護」において、本人の選択に寄り添うことは、最も重要な看護の役割となる。

せん。看取りは日々の「生活」の延長上にあるからです。看取りは、ときにそのつらさから、人は忌み嫌い、目を背けてきました。しかし、自分や家族の死について考えることを避けてはいけないと思います。

そして、生活の場にいるナースは、看取りを本人や家族とともに紡いでいくものだと思います。どんなふうに生きてこられた方なのか、何を大切に生きてこられて、どのように人生の締めくくりをしていきたいのかを教えていただけるナースでありたいと思います。

"その人"自身のための人生が生ききられるように話し合い、最期まで伴走します。愛する家族との別れは、深い絶望であり、苦しみです。しかし、朝日と同じように、夕日も美しく輝きます。ナースは、"その人"が自身の死を見つめられるよう支えます。それは、"その人"の旅立ちを照らし、これからを生きていく、残された家族の灯になることは間違いないと、私は思っています。

“その人”の尊厳を守っての看取り

ここで私が経験した定期巡回・随時対応型訪問介護看護での看取りを2事例紹介します。

“湯かん”をしてもらい、綺麗な顔で旅立ったＳさん

Ｓさんは90歳の女性で、アルツハイマー型認知症を発症したのち、食事がとれなくなり、胃瘻を増設してから施設に入りました。やがて、車いすでの生活から、寝たきりとなり、会話をすることもなくなりました。

医療者から再三、経口はアイスクリームなどにとどめるように話をしていましたが、家族は「なんとか口から」と固形物をこっそり食べさせていた様子でした。そして全身状態が悪化して入院もしました。Ｓさんの息子は、これまで、ときに医師やナースに感情的になったので、Ｓさんの最期を受け止めることができるのか、心配でなりませんでした。

退院後、すぐに主治医との話し合いになりました。息子から「弱っていく母を、このまま生きながらえさせているようで忍びない」と相談がありました。医師は現在の病状から、終末期に入っていること、栄養を積極的に入れていかない選択肢もあることを提案しました。そして、息子自身が胃瘻から栄養を入れないと選択しました。

その後、2カ月余り、主に水分だけの注入を、それも最小限に続けまし

キーワード

"その人"の旅立ちを照らし、これからを生きていく、残された家族の灯になる

愛する人を見送る家族は深い悲しみに落ちる。しかし、明るい光の中で看取りが行われれば、残された家族は前を向くことができる。ナースは"灯"になれる存在でありたい。

た。家族はときに涙をしながら「母のために決めたことですから」と母のそばにいて、穏やかな日々の中にも確実に痩せている姿を見ながら、必ず訪れる最期の日を感じとっていました。

そして、Sさんは本当に穏やかにそのときを迎えました。朝、「下顎呼吸である」と施設から連絡が入りました。家族は不安になり、「バイタルを測ってほしい」「何かできることはないか」と私に聞いてきました。主治医に報告した後、私は家族に「別れの時間が近づいています」と伝え、ともに見守るよう話しました。

Sさんの家族は"湯かん"を希望していたことを思い出し、思いきって入浴を提案しました。施設では初めての対応となり、スタッフは困り顔でしたが、「私が待機しています。最期のときなのだから、なにも怖がらなくて大丈夫です」とお願いをして入っていただきました。家族も喜ばれ、Sさんを囲んで、皆が笑顔でともにいるとき、心を包みこむ時間であったようです。そして、最期のときがやってきました。

息子はしばらく茫然としていましたが、何回も何回もSさんの口を拭き取りました。本当にきれいな凛とした顔でした。そして、家族もやりきった表情でした。愛する人との別れの悲しみをなくすことはできませんが、いのちの灯を最期まで灯しきった母親を、家族は自分のいのちの中に感じたのだと思います。そして、それは、家族・介護スタッフ・ケアマネジャーとともにいたからこそ選択することができた最期でした。

❖ まさに「地域」だからこその連携を感じたTさんの看取り

Tさんは74歳の女性、糖尿病性腎症で透析を50歳代から受け、糖尿病性網膜症のために完全失明をして、夫とともに入所していましたが、支えだった夫が急逝し、1人で施設に残り、生活してきました。そして、下肢の壊疽を併発し、炭化し始め、一時期は全身状態が悪化しましたが、その後、回復し、家族も患足の切断を考え始めました。Tさんにとっても、家族にとっても、あまりに重い決断をしなくてはならない現実。医師からの説明を受けて、長女は押しつぶされそうなつらい心情をナースに吐露し、号泣しました。

これまでも、家族1人ひとりが、自身の心と向き合ってきましたが、逃れることができない決断をいよいよしなくてはいけないときが来たのです。予後にもつながる大きな決断について、ナースは寄り添いました。そして、どのような結論が出ても、家族の決定を支持・支援していくことを伝え、家族で話し合いをすることになりました。

キーワード

どのような結論が出ても、家族の決定を支持・支援していく

生きること、治すことを優先する"医療"の場合、本人・家族にとってつらい選択をしなくてはいけないときがある。その選択を支持し、ともにいる。そのようなときに支えられるのはやはりナースだろう。それは看護にとって、最も大切な役割の1つだ。

しかし、その数日後、Tさんは突然息をひきとりました。「Tさん、死んでるかもしれない。冷たいんです。呼吸もしてなくて！」と慌てた声で私に電話をしてきた施設のスタッフは初めて看取りに立ち会うとのことでしたが、冷静に息子に電話で状況を伝えてくれました。

ほどなく、ナースが出勤して確認。駆けつけた息子に状態を報告し、医師に静かにつなぐことができました。家族は「母の最期の顔が笑っていたの……」と悲嘆の中にもTさんらしい旅立ちに安堵し、ともに生き抜いた充実感の中で前に進もうとしていました。

ケアマネジャーもかけつけ、さまざまな職種がバトンをつなぐように、突然の別れを見守りました。まさに地域だからこその連携でした。そして、Tさんの意思でもあったのではないかと思えてなりません。

「病院の看護」と「生活を支える看護」

病院での看護は、治療の現場、いのちを救う現場における看護です。一方、地域、つまり「生活」の場での看護は、"その人"が生きていく場における看護です。病院のナースは「こんな状態で自宅に戻っても、すぐ再入院するに決まっている……」と思うことがあるでしょう。しかし、「生活の場」で、たとえ疾患や障がいが完治・改善しなくても、"その人"が望むように、"その人"らしく生きていくことはできます。

私たちは、"その人"のこころやからだの問題、家族など家庭の背景を普段から多職種で共有し、先を予測して問題が起こらないように、解決できるように、悪化を防げるように行動します。"その人"のできないことを単に補うのではなく、医療を「生活」につなげる、本質的な看護の専門性を生かしていくのが地域の看護だと思います。それこそが"その人"の尊厳そのものを守る看護ではないでしょうか。そして、それは残された家族の人生に確実につながるのだと思います。

病院のナースは、なぜ「生活」をみられないのか

病院のナースは「病院という治療の現場」にいるので、「生活」の中にともに身を置き、その中で看護実践をする機会を持てません。これは大きいと思います。在院日数短縮化が進む中、退院していく患者の「生活」を考えるための時間も持ちにくいのかもしれません。

そして、何よりも、私の祖父母や両親が育った時代と異なり、今では核家族が増え、病院で人生の最期を迎えることが多くなりました。そのため

キーワード

医療を「生活」につなげる、本質的な看護の専門性を生かしていく

医療は本来、健康な「生活」のためにある。しかし、病院の医療に「生活」は入り込みにくい。看護は「生活」に根差したものである。病院での看護も本質は「生活」に根差したものでなくてはならない。

に、自分の祖父母、両親の老いや死を、「生活」の場である身近な家で看て、感じ、受け止めていく、いのちのバトンをつないでいくことが、ナース自身も難しいのだと思います。しかし、在宅は看護の本質だと思います。

● 病院のナースが「生活」をみるためには

まず、ナースである前に、人は子どものころから、コミュニティの中でさまざまな世代と交流していくことが大切だと思います。

そして、病院のナースには、訪問看護や在宅療養支援診療所、特別養護老人ホームなど施設での看護を「見学」ではなく、数日「体験」されてはいかがかと思っています。そうすれば、見学のように「スタッフがどう動いているかとか、例えば訪問看護ステーションはどういうところか」を確認するのではなく、「生活者がどう暮らしていて、何を悩み、考えているのか」をつかみとることができるかもしれません。「生活」の中に、しばらく身を置いてみることで感じ取るものは何かあると思います。

● 定期巡回・随時対応型訪問介護看護で再確認したこと

これまで、私は訪問診療や訪問看護、デイサービスで"その人"の生活をみてきました。そして、「定期巡回・随時対応型訪問介護看護」も経験しました。この介護保険のサービスに取り組むことで、"その人"の生活の中で時間を共有し、介護職とも直接、ケアの場面を共有する中で、これまで以上に"その人"の生活、そして時間を知ることができました。まさに「ともにある」ことを実感しています。それは単に「時間の共有」だけを意味するのではありません。

キーワード

「生活」の中に、しばらく身を置いてみることで感じ取るものは何かある

在院日数がますます短くなっていく中、病棟のナースにぜひ感じてほしいのが「生活」の中に身を置くこと。そこでつかんだ"何か"は病棟に帰ったとき、素晴らしい変化をもたらすに違いない。

地域包括ケアに向けて考えておきたいこと

● 地域の中の多職種協働について考えていたい

今、市民1人ひとりが、「生活」や死について考え始めています。考えなくてはいけない時代になったのです。自分は、家族はどう生き、死んでいきたいかを普段から考えていれば、医療・介護のスタッフたちとも、よりよく生きるための対話をしながら、地域で生き、"その人"らしく地域で生を終えていくことができるでしょう。

また、医療は「生活」の中での専門性を深め、より本質的なことに向き合いながら、"その人"の生活の質を高めることに寄与し、定期巡回・随時対応型訪問介護看護でも期待されるように、看護は介護予防としての機能を発揮し、制度的な仕組みが見直されながら進められていくのではない

でしょうか。特別養護老人ホームなど施設での看取り支援ももっと増えていくはずです。

注目したい、苦悩を和らげるカウンセリング機能

そのような中、もし、新たなサービスができるとした、"その人"のこころを守り、支えるサービスが必要ではないでしょうか。超高齢社会が進む中、今後は生も死も多様化してくるでしょう。特に、認知症とともに生きている方は、つらい気持ちを解き放てず、全人的な苦悩の中にいます。

さまざまな取り組みがされていますが、例えば、カウンセリングをもっと気楽に使えるようになるといいと思います。また一部では取り組まれていますが、出産・子育てから高齢者ケアまで"一体的"に運用ができる場面があれば、地域包括ケアシステムの構築はさらに加速すると思います。

在宅・施設の違いと変わらないこと

地域包括ケアシステムが展開されていく上で、施設と在宅はより連携していく必要があると思います。

施設の看護は"その人"とともにいる時間、多職種で共有する時間をより長く柔軟に持つことができます。その結果"その人"の様子をより深く知り、理解することができます。"その人"の「生活」の中に身を置くことでリアルに感じることができます。

しかし、"その人"の「生活」とかかわることの大切さは、決して時間の長さだけではありません。私は、在宅サービスである定期巡回・随時対応型訪問介護看護にかかわるようになって、"その人"とともにいることの深い意義とやりがいを感じるようになりました。

施設も在宅も、「生活」の中のさまざまなケアはナース自身が具体的に理解していなくてはいけません。そして、具体的に実践して知ることで、本人や家族、介護職に対して、丁寧で細やかな支援をつなげることができると思います。ただし、施設では家族が直接の介護を担わないことがほとんどです。そのために、看取りに向けての家族支援は、在宅よりも体系化していかなくてはいけないのだと思っています。

「生活を支える看護」を広めるために

地域で働くナースが持つジレンマ

地域で働くナースの中でも、特に施設で働くナースの多くはジレンマを感じているように思います。ともに働く介護職との関係性や、施設での業

キーワード

"その人"のこころを守り、支えるサービスが必要

老いを重ねるごとにさまざまな喪失を体験する。認知症の人の心の闇は、ときに深い。ナースはその人の杖となる。ときには、カウンセリングのプロに導くこともナースの役割といえるだろう。

第2章 報告▼生活を支える看護師たちの実践⑫〜医療法人社団 悠翔会

務の中で"看護の力"を発揮できずに、悩み、苦しんでいるナースも多くいます。在宅療養支援診療所で働くナースも同様かもしれません。病院のナースと違い、まだロールモデルもいない中で、自身のミッションがわからなくなっているのでしょう。

だから、必要なのは"場"です。さまざまな現場のナースが悩みや問題を話し合い、ともに励まし合うことは、大きな気づきやそのナースの成長にもつながります。「生活を支える看護」とは何か、学び、共通理解をしながら、成功体験を積み上げていく中で、自身の役割も明確になってきます。そして、さまざまな場面で働くナースを知り、理解していくことや多職種とのネットワークも広げていくことになると思います。

● 「生活を支える看護師の会」の場を活用して前に進む

助産師として始まった私の看護は、定期巡回・随時対応型訪問介護看護にかかわるようになって、あるときには「対極」と思った時期もありましたが、今は深くつながっていたのだと感じています。まさしく、自身のナースとしての人生の集大成を迎えているように思います。

訪問診療と訪問看護にかかわり、在宅の魅力を感じる中、サービス付き高齢者向け住宅に滞在する、連携型の定期巡回・随時対応型訪問介護看護にかかわることができました。新しいサービスで、まだ手探りの状態ですが、これまでの訪問看護で感じた充実感以上のものを得ることができています。介護予防につながるモニタリングとしての取り組みや、「生活」の中で細やかに丁寧にかかわることができるこのサービスは"看護の本質"を実現できるものだと思っています。

そして、私がこのサービスにかかわるようになったとき、「生活を支える看護師の会」を結成しました。会のめざすべきところと、定期巡回・随時対応型訪問介護看護のめざすところとは深くつながっています。

病院から地域に出たナースに限らず、すべてのナースたちが、自身のミッションを明確にして誇りをもって歩めるように、「生活を支える看護師の会」の場を活用して、これからも多くの仲間と学び、ともに歩んでいきたいと思っています。

これから私のめざす看護とは

● 本人・家族・多職種をつなぐ役割はまだ不十分

今、私が実践している「生活を支える看護」は50点くらいだと思いま

キーワード

介護予防につながるモニタリングとしての取り組み

訪問看護の世界で、ずいぶん前から言われているのがこの役割だ。軽度のうちから"看護の視点"をつなげれば、悪化を未然に防ぐことができる。そのようなエビデンスを、もっと現場のナースが発信してほしい。

す。それは、"その人"と家族、介護職などの関係者をつなぐ役割が、積極的にできていないからです。

これまで、ナースである私は、地域の中で介護職にさまざまなことを教えてもらい、いろいろな気づきを得ることができました。しかし現実は特に、介護職と共に働く施設や事業所のナースは戸惑い、その場から踏み出せずにいる人が多いと思います。

地域共生の時代となりましたが、私たちのめざすところの「目的」が共有されていないと痛感します。その目的の共有はもちろん、お互いの立場を尊重し、地域で、自身の専門職としての役割を知ってもらい、必要なときに役割を果たしていけることこそが、結果、介護・医療・看護の真の連携につながるのだと思っています。

また、多くの介護職が現場で戸惑っているのは、医療職、ときにナースが介護職の気づきを医療につなげる知識やアセスメントする力、対話力、柔軟性がないことに起因しているように思います。これは、定期巡回サービスにかかわるようになって、あらためて気づきました。アンテナを張り、介護職が発信する情報を「生活」の視点で聞き取り、その対応について具体的にわかりやすく言語化していくことで、介護職の不安ややりにくさは軽減されると思います。

これは、ときに簡単ではありません。だからこそ、看護が「生活」を支えていくための本質的な専門性とは何かを自身に問いながら、学び続けなくてはなりません。そして、「生活」の中のさまざまな行動を丁寧に看ながら、「生活」の支援を細やかにチームで実践し、家族とともにつないでいくのです。しかし、私自身、この積み重ねがまだまだできていませんし、ほかのナースに伝えていくことはできていないのです。

● 医療本位ではなく、生活者主体のケアをめざして

まず、食事や排泄のケア、精神面のケアについて、具体的で本質的な看護の専門性を深め、丁寧で細やかな生活支援に取り組みたいと思います。そして、その支援はチームとしての包括的な取り組みとして実践できるようにしていきたいと思っています。

"その人"の「人生のものがたり」を真摯にうかがいながら、"その人"がどのように生きていきたいのかを傾聴し、ともに考えていく。さらに多職種チームの連携を深めて、医療本位でなく、生活者主体のケアをめざしていきたいと思っています。その上での看取りの実践にも取り組んでいきたいと思います。

キーワード

介護職が発信する情報を「生活」の視点で聞き取り、伝える

「生活の場」のナースの最も重要なスキルの1つが、介護職からの情報をキャッチすること。そのときに大切なのは、医療的視点だけで介護職の話を聞くのではなく、介護職が大切にしていることを考えながら、「生活」の視点の下で丁寧に聞き、より具体的に伝えること。そのためにナースは学び、コミュニケーション力をつけていくこと。

Column

「生活を支える看護師の会」とは
——さまざまなナースの"集いの場"

本書の編集・執筆に関わった「生活を支える看護師の会」について紹介します。

● 立場の異なるナースが「生活」に着目して

　「生活を支える看護師の会」は2014年9月に設立されました。同年7月に行われた「第1回エイジング・サポートセミナー」（高齢者福祉・シニアビジネスのコンサルタントを主に行う株式会社エイジング・サポートによる研修事業）で、当時、在宅医療・訪問看護・病院・老人保健施設・有料老人ホーム・特別養護老人ホームで働いていたナースが出会い、のちに代表となる小林悦子さんが声かけをして話し合うようになりました。

　看護の歴史をたどり、制度を学びながら、まずはお互いの業務内容や役割を学びました。名称は聞いたことのあるお互いの仕事ですが、その内容や想いは知らないことばかり。そして「これまで看護師が"生活を支える"ことを語り合うことはなかったよね……」と、看護における「生活」とは何かを考えることを主目的に「生活を支える看護師の会」が立ち上がったのです。

● フェイスブックなどSNSで広がるネットワーク

　この会で特徴的なのは、訪問看護などの"在宅"のナースと高齢者ケア施設などの"施設"のナースが密接につながっていることです。今まで、例えば、訪問看護ステーション連絡協議会など、それぞれの関係者が集う会はありましたが、在宅・施設のナースがコラボレーションすることは、なかなか進んでいなかったように思います。

　当初、6人の立ち上げメンバーが毎月、「定例会」として集まるうち、「"生活を支える看護師の会"の名前に惹かれた」などの理由で仲間が増え、12人の運営メンバー（本書第2章の執筆者）が揃いました。運営メンバーで、毎月話し合いを続けていたところ、「オープンな場でも発信しよう」という試みも始まり、フェイスブック（FB）に公開グループとしてページを立ち上げました。FB上の"会員"は2019年1月現在、1563人になっています。

● 「勉強会"知恵袋"」「情報交換会"おせっ会"」などオープンな集いの場を展開

　同会では、「生活」を考える仲間を増やすため、一般参加も可能な催しを企画しています。最初は2015年6月7日に「生活を支える看護師のためのセミナー＆情報交換会～施設で働く看護師の役割を考える～」、次に2016年1月17日に「生活を支える看護師の会勉強会＆情報交換会～高齢者施設のあれこれ」、同年8月21日の「生活を支える看護師の会 公開定例会～地域の多職種で熱く語りませんか？」では地域で生活を支えるナース仲間である保健師を講師に呼びました。

　それ以降も毎月、グループワークを中心に顔の見えるつながりをつくりながら、日頃のモヤモヤを共有して、前への一歩につなげていく情報交換会「おせっ会」、毎回テーマを決めて、ゲストス

ピーカーを招いたり、仲間たちで知恵を共有した後に参加者全員でディスカッションする勉強会「知恵袋」などオープンな集いを企画・開催しています。

　同会は2017年6月には、一般社団法人化し、その活動の幅を広げています。小林代表は「利用者さん・患者さんの"最期までの暮らしを援助する"ことを目標に"生活を支える視点"で看護を共に考え、行動し、誇りと覚悟を支え合い学びあう会です。いずれは"生活を支える看護"について悩むナースの相談会なども開いてみたい」と語ります。

　これからの"看護"で欠かせない「生活」の視点を学び、語り合う「生活を支える看護師の会」にアクセスしてみませんか？

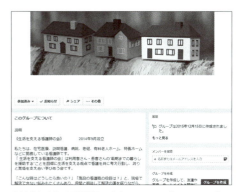
「生活を支える看護師の会」フェイスブックページ

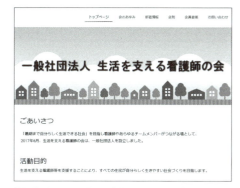
「生活を支える看護師の会」ホームページ

「生活を支える看護師の会」について

[名　　称]　一般社団法人生活を支える看護師の会
[設　　立]　2017年6月30日
[代表者]　小林悦子
[所在地]　〒110-0004　東京都台東区下谷2-19-5-303
[ＦＡＸ]　03-3871-9071
[Email]　seikatsu.sasaeru.kango@gmail.com
[ＵＲＬ]　https://seikatsunurse.jimdo.com

[入会方法]
〈一般会員〉　本会の目的に賛同して、入会登録を行っていただいた方
　　　　　　入会金1000円／年会費5000円
〈賛助会員〉　本会の事業を賛助するために、入会登録を行っていただいた方
　　　　　　入会金1000円／年会費1口3000円（2口以上）

[会員特典]
・当会主催のイベントを優先的にご案内します。
・当会主催の情報交換会、セミナー等に会員価格で参加できます。
・会員専用ページ、SNSなどで情報交換ができます。

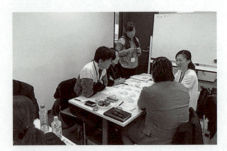
「勉強会・知恵袋」ではグループワークで考え方が深まる

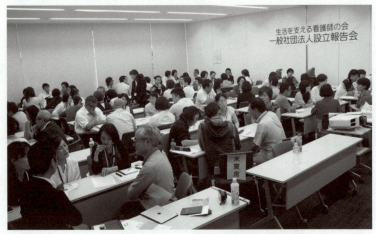
2017年7月の「生活を支える看護師の会」法人設立報告会には多くの人が参加

勉強会「知恵袋」

「知恵袋」は、毎回テーマを決めて、学習した内容などをみんなでシェアする参加型の勉強会です。現在は「公開」ですが、今後は「会員のみ」が参加できる会になる予定です。

[第1回] 2017.10.22　テーマ　「『快』適な排便のために」
[第2回] 2018.2.25　テーマ　「環境整備から考える感染症対策〜お掃除のプロから学ぶあれこれ」
[第3回] 2018.6.24　テーマ　「母が語る発達っ子の日常生活　〜障害理解の初めの一歩」
[第4回] 2018.10.28　テーマ　「地域で生きる私たちのmission 〜チームワークの実践に学ぶ」
[第5回] 2019.2.17　テーマ　「こんな特別養護老人ホームなら皆んながHAPPY！」

情報交換会「おせっ会」

「おせっ会」は、毎回テーマを決めて、グループワークを中心に、顔の見えるつながり・連携を通して、日頃の疑問、悩み、課題などをみんなで一緒に考えていきます。こちらも現在は「公開」ですが、今後は「会員のみ」が参加できる会になる予定です。

[第1回] 2017.9.24　テーマ　「あなたの地域は看取れますか？」
[第2回] 2018.1.28　テーマ　「あなたや家族に介護が必要になったら」
[第3回] 2018.5.27　テーマ　「身近に感じた死について」
[第4回] 2018.9.23　テーマ　「医学的データは最優先されるべきなのか」
[第5回] 2019.1.27　テーマ　「職場のポジティブメンタルヘルスを考えよう」

自由な意見交換会「プラスα」

「プラスα」は、参加者が持ち寄った情報を共有するフリートークの交流の場です。

[第1回] 2018.8.19　**テーマ**「あなたの思いを聴かせてください①」

[第2回] 2018.12.23　**テーマ**「あなたの思いを聴かせてください②」

公開シンポジウム・公開セミナー

「生活を支える看護師の会シンポジウム」は、資格や職種にかからわず、誰でも参加できます。看護師、医療福祉職に限らず、関連職種、医療福祉サービスを利用している本人・家族、そして一般市民など、さまざまな立場の人たちが集まり、話し合う場になっています。

2017.11.25

・公開シンポジウム「在宅介護を支えるために」

2018.3.24

・公開セミナー「生活サポートに必要なマネジメント力〜超高齢社会に必要な『やりくり』を検証〜」

2018.7.21

・公開セミナー「地域で生きる私たちひとり一人のmissionとは〜在宅医師の視点から〜」

2018.11.10

・公開シンポジウム「地域で生きる私たちひとり一人のmissionを語り合う〜私にとっての多職種連携〜」

2019.3.16

・公開セミナー「ゆめ旅kaigo！2020 夢を諦めない時代に」

問い合わせ　　一般社団法人 **生活を支える看護師の会**

seikatsu.sasaeru.kango@gmail.com

詳しい情報は「生活を支える看護師の会」ホームページで！
https://seikatsunurse.jimdo.com

［コラム］「生活を支える看護師の会」とは —さまざまなナースの〝集いの場〟

※本書は、月刊『コミュニティケア』2016年11月臨時増刊号『よりよい療養支援のために「生活を支える看護」を考える』（生活を支える看護師の会 編）の内容をもとに、口絵頁を増やし、本文に加筆・修正して書籍として発行したものです。

COMMUNITY CARE MOOK

実践者の語りで理解する
「生活を支える看護」

2019年2月10日　第1版第1刷発行　　　　　　　〈検印省略〉

編　集　一般社団法人　生活を支える看護師の会
発　行　株式会社 日本看護協会出版会
　　　　〒150-0001 東京都渋谷区神宮前 5-8-2 日本看護協会ビル4階
　　　　〈注文・問合せ／書店窓口〉TEL/0436-23-3271　FAX/0436-23-3272
　　　　〈編集〉TEL/03-5319-7171
　　　　http://www.jnapc.co.jp
装　丁　新井田清輝
表紙装画　鈴木真実
口絵イラスト　二本柳舞
印　刷　三報社印刷株式会社

●本書の一部または全部を許可なく複写・複製することは著作権・出版権の侵害になりますのでご注意ください。

©2019　Printed in Japan　　　　　　　　ISBN 978-4-8180-2176-1